Farhang Rassaei
Farzad Rassaei

Guia para a saúde do fígado e da vesícula biliar: Diagnóstico e tratamento

Farhang Rassaei
Farzad Rassaei

Guia para a saúde do fígado e da vesícula biliar: Diagnóstico e tratamento

ScienciaScripts

Imprint

Cover image: www.ingimage.com

This book is a translation from the original published under ISBN 978-620-8-17109-4.

Publisher:
Sciencia Scripts
is a trademark of
Dodo Books Indian Ocean Ltd. and OmniScriptum S.R.L publishing group

120 High Road, East Finchley, London, N2 9ED, United Kingdom
Str. Armeneasca 28/1, office 1, Chisinau MD-2012, Republic of Moldova, Europe
Printed at: see last page
ISBN: 978-620-8-24770-6

Guia para a saúde do fígado e da vesícula biliar: Diagnóstico e tratamento

Dr. Farhang Rassaei, MD

Internista certificado pelo Conselho de Administração dos EUA

Dr. Farzad Rassaei, PhD

Índice

Resumo

As doenças do fígado e da vesícula biliar abrangem um vasto espetro de condições que afectam milhões de pessoas em todo o mundo, desde infecções agudas e perturbações metabólicas a doenças crónicas degenerativas e cancros. Estas doenças não só afectam as funções vitais da digestão, desintoxicação e metabolismo, como também têm implicações significativas para a saúde sistémica. Nos últimos anos, os avanços nas técnicas de diagnóstico, como a imagiologia, o diagnóstico molecular e os procedimentos minimamente invasivos, revolucionaram a deteção e o estadiamento das doenças do fígado e da vesícula biliar. Do mesmo modo, os tratamentos modernos, incluindo as terapias antivirais, as terapias específicas para o cancro, os imunomoduladores e as técnicas cirúrgicas inovadoras, melhoraram significativamente os resultados dos doentes.

Este livro abrangente fornece uma análise aprofundada das doenças do fígado e da vesícula biliar, cobrindo tópicos essenciais como a anatomia e a fisiologia do sistema hepatobiliar, a fisiopatologia das doenças comuns do fígado, como a hepatite, a cirrose e a doença do fígado gordo, bem como as doenças relacionadas com a vesícula biliar, como os cálculos biliares e a colecistite. Uma exploração detalhada das mais recentes ferramentas de diagnóstico, desde imagiologia não invasiva a técnicas de biópsia, é fornecida juntamente com uma análise crítica das opções terapêuticas modernas, incluindo tratamentos farmacológicos, transplante hepático e terapias emergentes em medicina regenerativa.

Além disso, este livro destaca a importância das intervenções no estilo de vida na prevenção e gestão destas doenças e discute as futuras direcções da investigação hepatobiliar, como a medicina de precisão e a terapia genética. Através de estudos de caso e diretrizes clínicas, o livro preenche a lacuna entre o conhecimento teórico e a aplicação prática, tornando-o um recurso essencial para profissionais de saúde, investigadores e estudantes na área da hepatologia e da medicina gastrointestinal.

Palavras-chave: Doença hepática, Doença da vesícula biliar, Sistema hepatobiliar, Hepatite, Cirrose, Doença hepática gorda, Cálculos biliares, Colecistite, Transplante hepático, Medicina regenerativa, Diagnóstico por imagem, Diagnóstico molecular, Terapia antiviral, Terapia dirigida contra o cancro, Imunomoduladores, Medicina de precisão, Terapia genética, Hepatologia, Medicina gastrointestinal.

Introdução

As doenças do fígado e da vesícula biliar representam uma parte significativa dos desafios globais em matéria de cuidados de saúde, afectando milhões de indivíduos em todo o mundo. Estas doenças abrangem um vasto espetro de condições que vão desde infecções agudas a perturbações crónicas, com etiologias variadas, incluindo factores virais, genéticos, metabólicos e ambientais. A disfunção do fígado e da vesícula biliar não só prejudica as funções digestivas e metabólicas, como também tem impacto noutros sistemas de órgãos, contribuindo para problemas de saúde sistémicos. O fígado, sendo o maior órgão interno, desempenha um papel fundamental na regulação metabólica, na desintoxicação, na síntese de proteínas essenciais e no processamento de nutrientes. Da mesma forma, a vesícula biliar funciona como um reservatório de bílis, ajudando na digestão das gorduras e na excreção de produtos residuais do fígado.

A doença hepática, em particular, é um problema crescente de saúde pública. Inclui doenças como a hepatite (tanto aguda como crónica), a doença hepática alcoólica (DHA), a doença hepática gorda não alcoólica (DHGNA), a cirrose, a fibrose hepática e o cancro do fígado. A doença hepática crónica progride frequentemente de forma silenciosa, permanecendo os doentes assintomáticos até atingirem fases avançadas, em que a reserva funcional do fígado fica gravemente comprometida. A morbilidade e a mortalidade relacionadas com o fígado aumentaram nas últimas décadas, em grande parte devido às epidemias globais de obesidade e síndrome metabólica, que aumentaram a incidência de NAFLD, bem como ao abuso de álcool e às infecções por hepatites virais (Schuppan & Afdhal, 2008). As doenças hepáticas estão agora entre as principais causas de anos de vida ajustados por incapacidade (DALY) em todo o mundo, especialmente em regiões onde a hepatite viral permanece endémica (Asrani et al., 2019).

A vesícula biliar, embora mais pequena e aparentemente menos complexa, desempenha um papel essencial no processo digestivo. As doenças da vesícula biliar, como a colelitíase (cálculos biliares), a colecistite (inflamação da vesícula biliar) e o cancro da vesícula biliar, afectam significativamente a qualidade de vida. Os cálculos biliares são a causa mais comum de doença da vesícula biliar e podem levar a complicações graves, incluindo cólicas biliares, pancreatite e até infeção. A prevalência de cálculos biliares é influenciada por vários factores, incluindo a dieta, a genética e o género, sendo as mulheres desproporcionadamente afectadas devido a influências hormonais (Portincasa et al., 2006).

Os avanços nas técnicas de diagnóstico transformaram o tratamento das doenças do fígado e da vesícula biliar. As tecnologias de imagiologia, como a ultrassonografia, a tomografia computorizada (TC), a ressonância magnética (RM) e a elastografia, melhoraram a capacidade de diagnosticar estas doenças em fases mais precoces. Além disso, os diagnósticos moleculares permitiram a identificação de genótipos virais, biomarcadores de fibrose hepática e predisposições genéticas, ajudando na personalização das estratégias de tratamento.

As abordagens terapêuticas para as doenças do fígado e da vesícula biliar também registaram progressos notáveis. A introdução de terapias antivirais para a hepatite B e C foi um grande avanço, oferecendo a possibilidade de erradicação ou supressão viral, travando assim a progressão da doença (Liang et al., 2015). Além disso, os tratamentos emergentes para a cirrose hepática, como os agentes antifibróticos, os imunomoduladores e as terapias com células estaminais, são promissores para inverter ou prevenir danos adicionais na doença hepática crónica. Para as doenças hepáticas avançadas, o transplante de fígado continua a ser o padrão de ouro, embora a escassez de órgãos e as complicações pós-transplante continuem a ser desafios substanciais.

Na frente da vesícula biliar, a colecistectomia laparoscópica revolucionou o tratamento dos cálculos biliares e de outras doenças da vesícula biliar, oferecendo uma opção minimamente invasiva com tempos de recuperação mais rápidos em comparação com a cirurgia tradicional (Gurusamy et al., 2008). Além disso, está a decorrer investigação sobre estratégias preventivas, incluindo modificações na dieta e intervenções farmacológicas, para reduzir a incidência da formação de cálculos biliares, particularmente em populações de alto risco.

Apesar destes avanços, as doenças do fígado e da vesícula biliar continuam a colocar desafios diagnósticos e terapêuticos significativos. A natureza assintomática de muitas doenças hepáticas nas fases iniciais, associada à capacidade regenerativa limitada da vesícula biliar, dificulta uma intervenção atempada. Além disso, o peso global das doenças hepáticas, especialmente em locais com poucos recursos, sublinha a necessidade de melhorar as estratégias de saúde pública, a educação e o acesso aos cuidados médicos.

Este texto abrangente explorará a fisiopatologia, o diagnóstico e o tratamento das doenças do fígado e da vesícula biliar, com foco na integração de ferramentas modernas de diagnóstico e inovações terapêuticas na prática clínica. Será dada especial atenção aos tratamentos emergentes, como as terapias direcionadas para o cancro do fígado, as terapias genéticas para doenças hepáticas hereditárias e o papel em evolução da medicina personalizada. Além disso, serão discutidas estratégias para a deteção precoce, a prevenção e a gestão, proporcionando uma compreensão completa do sistema hepatobiliar e das suas perturbações relacionadas.

Capítulo 1: Anatomia e fisiologia do fígado e da vesícula biliar

1.1 Visão geral do sistema hepatobiliar

O sistema hepatobiliar é constituído pelo fígado, pela vesícula biliar e pelos canais biliares. Em conjunto, estes órgãos desempenham papéis essenciais na digestão, no metabolismo e na eliminação de resíduos. Compreender a anatomia e a fisiologia básicas destes órgãos é crucial para diagnosticar e tratar doenças do fígado e da vesícula biliar.

1.2 Anatomia do fígado

O fígado é o maior órgão interno, pesando aproximadamente 1,5 kg no adulto, e está localizado no quadrante superior direito do abdómen, por baixo do diafragma. Está dividido em dois lobos principais, o direito e o esquerdo, que se subdividem em unidades funcionais mais pequenas denominadas lóbulos. Estes lóbulos são estruturas hexagonais compostas por hepatócitos (células hepáticas), as principais células funcionais do fígado. Os lóbulos estão dispostos em torno de uma veia central e cada lóbulo está rodeado por tríades portais que contêm um ramo da artéria hepática, um ramo da veia porta e um ducto biliar (Schuppan & Afdhal, 2008).

O fígado recebe sangue de duas fontes principais:

A **artéria hepática** fornece sangue oxigenado a partir da circulação sistémica.

A **veia porta** fornece sangue rico em nutrientes do trato gastrointestinal, do baço e do pâncreas. Este sangue é processado pelo fígado antes de ser devolvido à circulação sistémica (Asrani et al., 2019).

As principais funções fisiológicas do fígado incluem:

Desintoxicação: O fígado filtra as toxinas e os resíduos metabólicos do sangue, transformando-os em compostos solúveis em água para serem excretados.

Produção de bílis: Os hepatócitos sintetizam a bílis, que é essencial para a digestão e absorção das gorduras.

Metabolismo: O fígado metaboliza os hidratos de carbono, os lípidos e as proteínas, mantendo a homeostase energética. Também armazena glicogénio, vitaminas e minerais.

Síntese das proteínas plasmáticas: O fígado produz proteínas essenciais, como a albumina e os factores de coagulação.

Funções imunitárias: O fígado contém células de Kupffer, macrófagos especializados que contribuem para a vigilância imunitária ao engolir agentes patogénicos e resíduos celulares.

1.3 Anatomia da vesícula biliar

A vesícula biliar é um órgão pequeno, em forma de pera, situado por baixo do fígado. Armazena e concentra a bílis produzida pelo fígado. A vesícula biliar tem três partes principais: o fundo, o corpo e o colo, que se afunilam no ducto cístico. O ducto cístico junta-se ao ducto hepático para formar o ducto biliar comum, que transporta a bílis para o duodeno (o primeiro segmento do intestino delgado).

A bílis é libertada da vesícula biliar em resposta à hormona **colecistoquinina (CCK)**, que é segregada pelo intestino delgado em resposta à presença de gorduras. A bílis emulsiona as gorduras da dieta, facilitando a sua decomposição e absorção (Portincasa et al., 2006).

1.4 Funções da bílis

A bílis é um fluido complexo composto por sais biliares, bilirrubina, colesterol, fosfolípidos e electrólitos. Tem duas funções principais:

Digestão e absorção de gorduras: Os sais biliares emulsionam as gorduras em gotículas mais pequenas, permitindo que a lipase pancreática hidrolise os triglicéridos em ácidos gordos e monoglicéridos, que podem ser absorvidos pelo epitélio intestinal.

Excreção de produtos residuais: A bílis serve de via para a excreção de bilirrubina (um subproduto da degradação da hemoglobina), colesterol e outros produtos residuais do fígado.

1.5 Sangue e sistema biliar

A dupla irrigação sanguínea do fígado é única e fundamental para o seu funcionamento. A **veia porta** fornece cerca de 75% do fornecimento de sangue do fígado, contendo nutrientes e substâncias tóxicas absorvidas do trato gastrointestinal. A **artéria hepática** fornece os restantes 25%, fornecendo sangue rico em oxigénio proveniente da circulação sistémica. O sangue do fígado é drenado para as **veias hepáticas**, que se esvaziam na veia cava inferior (Asrani et al., 2019).

O sistema biliar começa no fígado com a formação de canalículos biliares, pequenos canais entre os hepatócitos que recolhem a bílis. Estes canalículos fundem-se em canais biliares, que acabam por convergir para os canais hepáticos direito e esquerdo. O ducto hepático comum junta-se ao ducto cístico da vesícula biliar para formar o **ducto biliar comum**, que conduz a bílis para o duodeno (Schuppan & Afdhal, 2008).

1.6 Papel do fígado no metabolismo

O fígado desempenha um papel central na regulação do metabolismo dos hidratos de carbono, dos lípidos e das proteínas:

Metabolismo dos hidratos de carbono: O fígado mantém os níveis de glicose no sangue armazenando o excesso de glicose sob a forma de glicogénio (glicogénese) e libertando-a quando necessário (glicogenólise). Também sintetiza glicose a partir de fontes que não são hidratos de carbono (gluconeogénese) durante o jejum.

Metabolismo lipídico: O fígado sintetiza o colesterol, os fosfolípidos e as lipoproteínas, que são necessários para a estrutura das membranas celulares e para a síntese de hormonas. O fígado também decompõe os ácidos gordos para produzir energia sob a forma de ATP.

Metabolismo das proteínas: O fígado desamina os aminoácidos, convertendo-os em substratos para a produção de energia, e sintetiza aminoácidos não essenciais. Também desempenha um papel fundamental no ciclo da ureia, desintoxicando o amoníaco produzido durante o metabolismo dos aminoácidos (Asrani et al., 2019).

1.7 Fisiopatologia das doenças do fígado e da vesícula biliar

As doenças do fígado e da vesícula biliar surgem quando estes órgãos não conseguem desempenhar adequadamente as suas funções fisiológicas. A disfunção hepática pode resultar de várias causas, incluindo infecções virais (por exemplo, hepatite), abuso de álcool, distúrbios metabólicos (por exemplo, NAFLD), doenças auto-imunes e condições genéticas. As consequências da insuficiência hepática são profundas, afectando vários sistemas de órgãos e levando a complicações como iterícia, coagulopatia, encefalopatia e ascite (Schuppan & Afdhal, 2008).

As doenças da vesícula biliar, em particular os cálculos biliares, são comuns e podem causar uma morbilidade significativa. Quando a bílis fica supersaturada com colesterol ou bilirrubina, formam-se cálculos que podem obstruir os canais biliares, provocando dor, inflamação (colecistite) e até infecções potencialmente fatais, como a colangite (Portincasa et al., 2006).

1.8 Conclusão

O fígado e a vesícula biliar são componentes essenciais do sistema digestivo, com papéis cruciais no metabolismo, na desintoxicação e na digestão. Qualquer perturbação do seu funcionamento pode conduzir a problemas de saúde graves. Compreender a sua anatomia e fisiologia é fundamental para diagnosticar e tratar a vasta gama de doenças que podem afetar estes órgãos.

Capítulo 2: Doenças hepáticas comuns: Patogénese, diagnóstico e tratamento

2.1 Visão geral das doenças hepáticas

As doenças do fígado englobam um vasto espetro de condições que podem afetar a estrutura e a função do fígado. Estas doenças vão desde condições agudas, como a hepatite viral e a lesão hepática induzida por medicamentos, até doenças hepáticas crónicas, como a cirrose e o carcinoma hepatocelular. O papel central do fígado no metabolismo, desintoxicação e resposta imunitária significa que a disfunção hepática tem consequências sistémicas. Neste capítulo, exploramos as principais doenças hepáticas, focando a sua patogénese, apresentação clínica, abordagens diagnósticas e estratégias de gestão.

2.2 Hepatite viral

A hepatite viral é uma das causas mais comuns de inflamação do fígado a nível mundial. Os principais vírus responsáveis pela hepatite são os vírus das hepatites A, B, C, D e E. Cada um destes vírus tem modos de transmissão, resultados clínicos e estratégias de tratamento distintos.

2.2.1 Hepatite A

O vírus da hepatite A (VHA) é um vírus ARN transmitido principalmente pela via fecal-oral, frequentemente através de alimentos ou água contaminados. A infeção pelo VHA causa tipicamente hepatite aguda, não ocorrendo infeção crónica. A maioria dos doentes recupera espontaneamente sem sequelas a longo prazo (Franco et al., 2012).

Patogénese: Após a ingestão, o VHA replica-se no fígado, provocando uma resposta inflamatória que leva à lesão dos hepatócitos. Este processo inflamatório dura normalmente várias semanas.

Caraterísticas clínicas: Os doentes podem apresentar sintomas semelhantes aos da gripe, iterícia, urina escura e fezes claras. Embora a hepatite A seja geralmente auto-limitada, os casos graves podem resultar em insuficiência hepática fulminante, particularmente em adultos mais velhos.

Diagnóstico: O diagnóstico é feito através de testes serológicos, sendo que a presença de IgM anti-HAV indica uma infeção aguda.

Tratamento: Não existe uma terapia antiviral específica para o VHA. Os cuidados de suporte e a prevenção através da vacinação são os pilares do tratamento (Franco et al., 2012).

2.2.2 Hepatite B

O vírus da hepatite B (VHB) é um vírus de ADN que se transmite através do contacto com sangue ou fluidos corporais infectados. Pode causar doença hepática aguda e crónica, sendo que a infeção crónica aumenta o risco de cirrose e carcinoma hepatocelular (Liaw & Chu, 2009).

Patogénese: O VHB infecta os hepatócitos e integra-se no genoma do hospedeiro, desencadeando uma resposta imunitária. Na infeção crónica, o sistema imunitário não consegue eliminar o vírus, levando a uma inflamação e fibrose hepáticas contínuas.

Caraterísticas clínicas: A infeção aguda pelo VHB pode ser assintomática ou apresentar sintomas semelhantes aos do VHA. A infeção crónica pode ser assintomática durante anos até surgirem complicações como a cirrose ou o carcinoma hepatocelular.

Diagnóstico: Os marcadores serológicos são utilizados para diagnosticar o VHB. A presença do antigénio de superfície da hepatite B (HBsAg) indica infeção, enquanto o anticorpo de superfície da hepatite B (anti-HBs) significa imunidade. Os níveis de antigénio e da hepatite B (HBeAg) e de ADN do VHB ajudam a determinar a replicação viral e a orientar o tratamento.

Tratamento: As terapias antivirais, como o tenofovir e o entecavir, são utilizadas para suprimir a replicação do VHB nos casos crónicos. A vacinação é altamente eficaz na prevenção da infeção (Liaw & Chu, 2009).

2.2.3 Hepatite C

O vírus da hepatite C (VHC) é um vírus ARN transmitido principalmente através do sangue. A infeção pelo VHC é a principal causa de doença hepática crónica a nível mundial, e a infeção crónica pode progredir para cirrose, insuficiência hepática e carcinoma hepatocelular (Thomas, 2013).

Patogénese: O VHC infecta diretamente os hepatócitos e desencadeia uma resposta imunitária. A infeção crónica leva a uma inflamação persistente, fibrose e, por fim, cirrose em alguns doentes.

Caraterísticas clínicas: A infeção aguda pelo VHC é frequentemente assintomática. A infeção crónica pode passar despercebida durante anos até ao desenvolvimento de doença hepática avançada.

Diagnóstico: A infeção por HCV é diagnosticada através da deteção de anticorpos anti-HCV e da confirmação da presença de ARN do HCV.

Gestão: Os antivirais de ação direta (DAAs) revolucionaram o tratamento do VHC, com taxas de cura superiores a 95%. Os regimes de tratamento são baseados no genótipo viral e no estágio da doença hepática (Thomas, 2013).

2.3 Doença hepática gorda não alcoólica (NAFLD)

A doença hepática gorda não alcoólica (DHGNA) refere-se a um espetro de doenças hepáticas que vão desde a simples esteatose (acumulação de gordura no fígado) até à esteato-hepatite não alcoólica (NASH), que envolve inflamação e danos nas células hepáticas. A NAFLD está estreitamente associada à síndrome metabólica, à obesidade e à diabetes de tipo 2.

Patogénese: A patogénese da NAFLD é multifatorial e envolve a resistência à insulina, a acumulação de lípidos nos hepatócitos, o stress oxidativo e a libertação de citocinas pró-inflamatórias. Com o tempo, esses processos levam à fibrose e à cirrose (Friedman et al., 2018).

Caraterísticas clínicas: A maioria dos doentes com NAFLD é assintomática ou tem sintomas inespecíficos, como fadiga ou desconforto no quadrante superior direito. Em fases avançadas, os doentes podem desenvolver sinais de cirrose.

Diagnóstico: O diagnóstico baseia-se em exames de imagem (por exemplo, ultrassom, ressonância magnética) que mostram esteatose hepática e na exclusão de outras causas de doença hepática. A biópsia hepática continua a ser o método de referência para o diagnóstico da NASH e para a avaliação da fibrose.

Controlo: As modificações do estilo de vida, incluindo a perda de peso, o exercício físico e o controlo dos factores de risco metabólicos, são a pedra angular do tratamento. As terapias farmacológicas que visam a resistência à insulina e a inflamação estão a ser investigadas, mas nenhum medicamento específico está atualmente aprovado para a NAFLD (Friedman et al., 2018).

2.4 Doença hepática relacionada com o álcool (DARL)

O consumo crónico de álcool é uma das principais causas de doença hepática. A doença hepática relacionada com o álcool (DAR) abrange um espetro de condições, desde a simples esteatose até à hepatite alcoólica, fibrose e cirrose.

Patogénese: O metabolismo do álcool gera metabolitos tóxicos, como o acetaldeído e espécies reactivas de oxigénio (ROS), que causam stress oxidativo, inflamação e lesão dos hepatócitos. Estes processos contribuem para o desenvolvimento de esteatose, fibrose e cirrose (Gao & Bataller, 2011).

Caraterísticas clínicas: A DAR pode apresentar-se com sintomas ligeiros e inespecíficos ou com disfunção hepática grave em casos avançados. Icterícia, ascite e encefalopatia hepática são comuns na doença em fase terminal.

Diagnóstico: Uma história de ingestão excessiva de álcool, juntamente com achados laboratoriais, como elevação das enzimas hepáticas (AST, ALT), e exames de imagem, podem ajudar no diagnóstico da DAR. Pode ser necessária uma biopsia hepática para avaliar o grau de inflamação e fibrose.

Gestão: A pedra angular do tratamento é a abstinência do álcool. Nos casos de hepatite alcoólica, podem ser utilizados corticosteróides ou pentoxifilina para reduzir a inflamação. O transplante hepático é uma opção para os doentes com cirrose avançada que atinjam uma sobriedade sustentada (Gao & Bataller, 2011).

2.5 Cirrose

A cirrose é a fase terminal da doença hepática crónica e caracteriza-se por fibrose generalizada e pela formação de nódulos regenerativos no fígado. A cirrose pode resultar de várias causas, incluindo hepatite viral, NAFLD, ARLD e doenças auto-imunes.

Patogénese: A cirrose resulta de lesão hepática crónica e inflamação, levando à ativação de células estreladas hepáticas, que produzem excesso de colagénio e tecido fibroso. Com o tempo, esta fibrose perturba a arquitetura e a função do fígado (Bataller & Brenner, 2005).

Caraterísticas clínicas: Os doentes com cirrose podem apresentar fadiga, iterícia, hipertensão portal, hemorragia varicosa, ascite e encefalopatia hepática. Em fases avançadas, a cirrose pode levar a insuficiência hepática e carcinoma hepatocelular.

Diagnóstico: O diagnóstico baseia-se em achados clínicos, estudos imagiológicos e, em alguns casos, biópsia hepática. Os métodos não invasivos, como a elastografia transitória (FibroScan), são cada vez mais utilizados para avaliar a rigidez e a fibrose do fígado.

Controlo: A gestão da cirrose envolve o tratamento da causa subjacente, a prevenção de complicações e o transplante hepático na doença em fase terminal. Os doentes com cirrose requerem um controlo regular do carcinoma hepatocelular e da hemorragia varicosa (Bataller & Brenner, 2005).

2.6 Doenças hepáticas auto-imunes

Doenças autoimunes do fígado, incluindo hepatite autoimune, colangite biliar primária (CBP) e colangite esclerosante primária (CEP), ocorrem quando o sistema imunológico ataca as células do fígado ou os ductos biliares. Estas doenças podem levar a inflamação crónica, fibrose e cirrose.

Hepatite autoimune: Caracterizada por auto-anticorpos e níveis elevados de imunoglobulinas séricas, a hepatite autoimune pode causar inflamação e fibrose hepáticas progressivas. O tratamento normalmente envolve terapia imunossupressora com corticosteróides e azatioprina (Manns et al., 2010).

Colangite biliar primária (CBP): A PBC é uma doença autoimune crónica que afecta os pequenos canais biliares, conduzindo a colestase, fibrose e cirrose. O tratamento com ácido ursodeoxicólico (UDCA) retarda a progressão da doença (Lindor et al., 2009).

Colangite esclerosante primária (PSC): A PSC envolve inflamação e fibrose dos canais biliares, conduzindo frequentemente a cirrose e a um risco acrescido de colangiocarcinoma. O transplante de fígado é o único tratamento definitivo para a CEP avançada (Karlsen et al., 2017).

Capítulo 3: Doenças da vesícula biliar: Fisiopatologia, diagnóstico e tratamento

3.1 Visão geral das doenças da vesícula biliar

A vesícula biliar desempenha um papel fundamental no armazenamento e concentração da bílis, contribuindo para a digestão das gorduras. As perturbações da vesícula biliar, como a colelitíase (cálculos biliares), a colecistite (inflamação da vesícula biliar) e o cancro da vesícula biliar, podem prejudicar significativamente a função gastrointestinal e levar a complicações graves. Este capítulo explora as doenças comuns da vesícula biliar, destacando a sua fisiopatologia, apresentação clínica, técnicas de diagnóstico e abordagens terapêuticas.

3.2 Colelitíase (cálculos biliares)

A colelitíase, ou cálculos biliares, é uma das doenças mais prevalentes da vesícula biliar. Os cálculos biliares são concreções sólidas que se formam na vesícula biliar a partir de componentes da bílis. São classificados em cálculos de colesterol, que são o tipo mais comum, e cálculos de pigmento, que são compostos por bilirrubina.

3.2.1 Patogénese

A formação de cálculos biliares envolve um desequilíbrio nas substâncias que compõem a bílis, principalmente o colesterol e a bilirrubina. Os cálculos de colesterol formam-se quando há um excesso de colesterol na bílis em relação aos ácidos biliares, provocando a cristalização do colesterol. Os factores de risco para os cálculos de colesterol incluem a obesidade, o sexo feminino, a idade avançada e a perda rápida de peso. Os cálculos de pigmento formam-se devido ao excesso de bilirrubina na bílis, frequentemente associado a condições hemolíticas como a doença falciforme e a cirrose (Portincasa et al., 2006).

3.2.2 Caraterísticas clínicas

Os cálculos biliares são frequentemente assintomáticos e podem ser descobertos acidentalmente. No entanto, quando os cálculos obstruem o ducto cístico ou o ducto biliar comum, podem causar cólica biliar, uma dor intensa e constante no quadrante superior direito do abdómen. Se os cálculos causarem uma obstrução prolongada, podem ocorrer complicações como colecistite aguda, colangite e pancreatite.

3.2.3 Diagnóstico

O diagnóstico da colelitíase é feito principalmente através de exames imagiológicos. A ecografia é o exame mais sensível e específico para a deteção de cálculos biliares. Outras modalidades de imagiologia, como a colangiopancreatografia por ressonância magnética (CPRM) ou a ecografia endoscópica (EUS), podem ser utilizadas em casos complicados para avaliar a árvore biliar quanto à presença de cálculos ou dilatação ductal (Shaffer, 2006).

3.2.4 Gestão

Cálculos biliares assintomáticos: A maioria dos doentes com cálculos biliares assintomáticos não necessita de tratamento. A observação é frequentemente recomendada, exceto se houver um risco elevado de complicações.

Cálculos biliares sintomáticos: Em doentes sintomáticos, o tratamento de eleição é a colecistectomia laparoscópica, uma remoção cirúrgica minimamente invasiva da vesícula biliar. Este procedimento é seguro e eficaz na prevenção de sintomas e complicações recorrentes. Para os doentes que não são bons candidatos a cirurgia, pode considerar-se a terapia com ácido biliar com ácido ursodesoxicólico para dissolver os cálculos de colesterol, embora esta abordagem seja limitada e não seja muito utilizada (Shaffer, 2006).

3.3 Colecistite aguda e crónica

A colecistite refere-se à inflamação da vesícula biliar e pode ocorrer de forma aguda ou crónica. A colecistite aguda é normalmente causada pela obstrução do ducto cístico por cálculos biliares, enquanto a colecistite crónica resulta de episódios recorrentes de cálculos biliares que levam a uma inflamação e fibrose persistentes.

3.3.1 Colecistite aguda

Patogénese: A colecistite aguda é mais frequentemente causada por cálculos biliares que obstruem o ducto cístico. A obstrução leva a estase biliar, aumento da pressão intraluminal e infeção bacteriana secundária, causando inflamação da parede da vesícula biliar.

Caraterísticas clínicas: Os doentes apresentam dor grave e constante no quadrante superior direito ou epigástrica, frequentemente com irradiação para o ombro direito ou para as costas. Náuseas, vómitos, febre e um sinal de Murphy positivo (dor à palpação do quadrante superior direito durante a inspiração) são comuns. As análises laboratoriais revelam frequentemente leucocitose e elevação das enzimas hepáticas.

Diagnóstico: O diagnóstico é confirmado com ecografia abdominal, que mostra espessamento da parede da vesícula biliar, líquido pericolecístico e possivelmente cálculos biliares. O exame do ácido iminodiacético hepatobiliar (HIDA) pode ser utilizado para avaliar a função da vesícula biliar e detetar a obstrução do ducto cístico quando os resultados da ecografia são inconclusivos (Ryu et al., 2003).

Tratamento: O tratamento inicial inclui jejum, fluidos intravenosos, antibióticos e controlo da dor. O tratamento definitivo é a colecistectomia laparoscópica, idealmente efectuada nas 72 horas seguintes ao início dos sintomas para evitar complicações como a perfuração da vesícula biliar ou a formação de abcessos. Nos doentes que não são candidatos a cirurgia, pode ser efectuada colecistostomia percutânea (drenagem da vesícula biliar) (Ryu et al., 2003).

3.3.2 Colecistite crónica

Patogénese: A colecistite crónica é causada por episódios repetidos de obstrução por cálculos biliares, levando a uma inflamação crónica, fibrose e espessamento da parede da vesícula biliar. Com o tempo, a vesícula biliar perde a sua capacidade de se contrair e esvaziar a bílis de forma eficaz.

Caraterísticas clínicas: Os doentes com colecistite crónica podem ter episódios recorrentes de cólica biliar, frequentemente após a ingestão de alimentos gordos. Os sintomas são normalmente menos graves do que os da colecistite aguda, mas podem tornar-se crónicos e persistentes.

Diagnóstico e tratamento: O diagnóstico baseia-se na história de cólica biliar recorrente, nos achados imagiológicos de uma parede da vesícula biliar espessada e na presença de cálculos biliares. A colecistectomia laparoscópica é o tratamento definitivo para a colecistite crónica e previne novos episódios (Portincasa et al., 2006).

3.4 Cancro da vesícula biliar

O cancro da vesícula biliar é uma neoplasia maligna rara mas agressiva que é frequentemente diagnosticada numa fase avançada. Está estreitamente associado à inflamação crónica da vesícula biliar, nomeadamente no contexto de cálculos biliares ou de colecistite crónica.

3.4.1 Patogénese

A patogénese exacta do cancro da vesícula biliar não é bem compreendida, mas acredita-se que a inflamação crónica devida a cálculos biliares ou a uma infeção bacteriana (por exemplo, Salmonella) desempenha um papel importante. Os factores de risco para o cancro da vesícula biliar incluem o sexo feminino, a idade avançada, a obesidade e um historial de cálculos biliares (Hundal & Shaffer, 2014).

3.4.2 Caraterísticas clínicas

O cancro da vesícula biliar é frequentemente assintomático nas fases iniciais. Quando ocorrem, os sintomas são inespecíficos e podem imitar os da doença do cálculo biliar, incluindo dor no quadrante superior direito, iterícia, perda de peso e anorexia. Consequentemente, o cancro da vesícula biliar é muitas vezes diagnosticado acidentalmente durante a cirurgia de doenças presumivelmente benignas, como a colecistite.

3.4.3 Diagnóstico

O diagnóstico do cancro da vesícula biliar é normalmente feito através de exames de imagem, como a ecografia, a TC ou a RMN, que podem revelar uma massa na vesícula biliar ou na árvore biliar. O diagnóstico definitivo requer um exame histológico, quer através de biópsia, quer após ressecção cirúrgica (Hundal & Shaffer, 2014).

3.4.4 Gestão

Ressecção cirúrgica: A ressecção cirúrgica continua a ser o único tratamento potencialmente curativo para o cancro da vesícula biliar em fase inicial. É frequentemente efectuada uma colecistectomia radical com dissecção de gânglios linfáticos.

Doença avançada: Para os doentes com doença avançada ou metastática, a quimioterapia e a radioterapia podem proporcionar benefícios paliativos, mas têm um impacto limitado na sobrevivência a longo prazo. O prognóstico é geralmente mau, com taxas de sobrevivência de cinco anos inferiores a 10% em casos avançados (Hundal & Shaffer, 2014).

3.5 Colecistite acalculosa

A colecistite acalculosa refere-se à inflamação da vesícula biliar na ausência de cálculos biliares. Esta doença afecta principalmente doentes em estado crítico e está associada a uma elevada morbilidade e mortalidade.

3.5.1 Patogénese

Pensa-se que a colecistite acalculosa resulta de estase biliar, isquemia e infeção bacteriana secundária no contexto de doença crítica, trauma ou cirurgia de grande porte. A ausência de cálculos biliares diferencia-a da colecistite calculosa, embora a evolução clínica possa ser semelhante (Barie & Eachempati, 2003).

3.5.2 Caraterísticas clínicas

Os doentes apresentam normalmente sintomas semelhantes aos da colecistite aguda, incluindo dor no quadrante superior direito, febre e iterícia. No entanto, devido ao estado crítico destes doentes, o diagnóstico pode ser atrasado ou ignorado.

3.5.3 Diagnóstico e gestão

O diagnóstico é difícil e requer frequentemente um elevado índice de suspeição. A ecografia ou a TC podem revelar espessamento da parede da vesícula biliar, distensão e líquido pericolecístico sem cálculos. O reconhecimento e o tratamento precoces, incluindo antibióticos e colecistectomia, são cruciais para a prevenção de complicações. Nos doentes em estado crítico ou que não são candidatos a cirurgia, a colecistostomia percutânea é frequentemente efectuada como medida temporária (Barie & Eachempati, 2003).

Capítulo 4: Infecções do trato biliar

Introdução

As infecções do trato biliar (ITB) representam uma preocupação clínica significativa, resultando frequentemente de obstruções no sistema de ductos biliares, que podem levar a complicações graves se não forem diagnosticadas e tratadas prontamente. As infecções do trato biliar englobam principalmente a colangite e a colecistite, cada uma apresentando caraterísticas clínicas únicas e exigindo estratégias de gestão adaptadas. Este capítulo aborda a etiologia, a patogénese, a apresentação clínica, as abordagens de diagnóstico e as modalidades de tratamento das infecções do trato biliar.

Etiologia e patogénese

Colangite

A colangite é uma infeção do sistema de ductos biliares, normalmente secundária a obstrução causada por cálculos biliares, estenoses ou tumores. O agente patogénico mais comum envolvido na colangite é a *Escherichia coli*, responsável por aproximadamente 50% dos casos, seguida de outras bactérias Gram-negativas, como *a Klebsiella pneumoniae* e as espécies *Enterobacter* (Ko et al., 2017). A patogénese da colangite envolve geralmente a estase do fluxo biliar devido a obstrução, levando ao crescimento excessivo de bactérias e subsequente infeção.

Colecistite

A colecistite refere-se à inflamação da vesícula biliar, frequentemente associada à presença de cálculos biliares. A colecistite aguda resulta normalmente da obstrução do ducto cístico por um cálculo biliar, levando a um aumento da pressão intraluminal, isquemia e invasão bacteriana. Os agentes patogénicos comuns incluem *E. coli*, *Bacteroides fragilis* e espécies de *Enterococcus* (Rosenblum et al., 2018). A resposta inflamatória pode progredir rapidamente, levando a complicações como perfuração ou formação de abscesso.

Apresentação clínica

Sintomas

Os doentes com infecções do trato biliar apresentam habitualmente

Febre: Muitas vezes, é o primeiro sinal de infeção.

Dor no quadrante superior direito: Caraterística de colecistite, com potencial radiação para o ombro direito.

Icterícia: Particularmente na colangite, devido à obstrução das vias biliares.

Náuseas e vómitos: Frequentemente acompanhados de dor abdominal.

Sinais

No exame físico, os principais achados podem incluir:

Sinal de Murphy: Dor à palpação do quadrante superior direito durante a inspiração, indicativa de colecistite aguda.

Icterícia: Observado em casos de colangite ou iterícia obstrutiva.

Febre e taquicardia: Sinais comuns de infeção sistémica.

Abordagens de diagnóstico

Imagiologia

Ultrassom: A modalidade de imagem de primeira linha para avaliar a patologia da vesícula biliar. A ecografia pode revelar cálculos biliares, espessamento da parede da vesícula biliar e líquido pericolecístico, sugerindo colecistite aguda (Ryu et al., 2003).

Tomografia computorizada (TC): Oferece uma visão mais detalhada da árvore biliar e das estruturas circundantes, ajudando a identificar complicações como perfuração ou abcesso (Tzeng et al., 2019).

Colangiopancreatografia por Ressonância Magnética (CPRM): Técnica de imagiologia não invasiva ideal para visualizar a árvore biliar e detetar obstruções.

Testes laboratoriais

Testes de função hepática: Níveis elevados de fosfatase alcalina e bilirrubina são indicativos de obstrução biliar.

Hemograma completo (CBC): Revela frequentemente leucocitose, sugestiva de infeção.

Modalidades de tratamento

Gestão médica

Antibioticoterapia: Os antibióticos empíricos de largo espetro devem ser iniciados de imediato. Os regimes comuns incluem:

Para colangite: Piperacilina-tazobactam, ou ceftriaxona com metronidazol.

Para colecistite: Piperacilina-tazobactam ou cefotaxima com metronidazol (Mizrahi et al., 2015).

Cuidados de apoio: Inclui fluidos intravenosos, analgésicos e monitorização de complicações.

Gestão cirúrgica

Colecistectomia: O tratamento definitivo para a colecistite aguda, idealmente realizado dentro de 24-72 horas após o diagnóstico. A colecistectomia laparoscópica é a abordagem preferida devido ao tempo de recuperação reduzido e à menor morbilidade (Saha et al., 2019).

Colangiopancreatografia retrógrada endoscópica (CPRE): Uma intervenção crítica para a colangite, especialmente para a descompressão de ductos biliares obstruídos, permitindo a remoção de cálculos e drenagem (Lee et al., 2016).

Conclusão

As infecções do trato biliar, incluindo a colangite e a colecistite, representam riscos significativos para a saúde do doente se não forem diagnosticadas e tratadas eficazmente. É essencial que os profissionais de saúde envolvidos no tratamento de doentes com doenças do fígado e da vesícula biliar compreendam bem a sua etiologia, apresentação clínica e estratégias de gestão. O reconhecimento e a intervenção imediatos são cruciais para melhorar os resultados e prevenir complicações.

Capítulo 5: Complicações das doenças da vesícula biliar

Introdução

As doenças da vesícula biliar, particularmente os cálculos biliares e a colecistite aguda, podem levar a uma variedade de complicações que representam riscos significativos para a saúde do doente. A compreensão destas complicações é essencial para uma intervenção e uma gestão atempadas. Este capítulo aborda as várias complicações associadas às doenças da vesícula biliar, os seus mecanismos subjacentes, as apresentações clínicas e as abordagens ao tratamento.

Complicações comuns

1. Colecistite aguda

A colecistite aguda é a complicação mais comum da doença da vesícula biliar, resultando principalmente da obstrução do ducto cístico por cálculos biliares. A inflamação pode levar a:

Perfuração: Ocorre quando a pressão no interior da vesícula biliar aumenta excessivamente, levando à necrose e à rutura. A perfuração pode resultar em vazamento de bile para a cavidade peritoneal, causando peritonite, que é uma emergência cirúrgica (Huang et al., 2016).

Formação de abcessos: Nos casos em que a parede da vesícula biliar está gravemente inflamada, podem formar-se colecções localizadas de pus, necessitando de drenagem e, frequentemente, de intervenção cirúrgica (Wang et al., 2019).

2. Colangite

A colangite é caracterizada pela infeção do sistema de canais biliares, frequentemente secundária a processos obstrutivos. As complicações podem incluir:

Sepsis: A propagação da infeção do ducto biliar para a corrente sanguínea pode levar à síndrome da resposta inflamatória sistémica (SIRS) e à sepsis, que podem ser fatais se não forem tratadas prontamente (Liu et al., 2017).

Estenoses biliares: A inflamação crónica pode resultar em estenoses dos canais biliares, causando complicações a longo prazo, como iterícia obstrutiva e colangite (Dawson et al., 2020).

3. Cancro da vesícula biliar

Os doentes com antecedentes de cálculos biliares e colecistite crónica correm um risco acrescido de desenvolver cancro da vesícula biliar. Esta associação deve-se a:

Inflamação crónica: A irritação prolongada do epitélio da vesícula biliar pode levar a alterações displásicas e, eventualmente, ao cancro (Zhang et al., 2018).

Diagnóstico tardio: O cancro da vesícula biliar é muitas vezes assintomático até aos estádios avançados, o que leva a piores resultados.

4. Pancreatite

Os cálculos biliares podem migrar para o ducto biliar comum e obstruir o ducto pancreático, levando à pancreatite. As complicações da pancreatite incluem:

Pancreatite aguda: A inflamação do pâncreas pode provocar dor abdominal intensa, náuseas e vómitos, exigindo hospitalização e cuidados de apoio (Wang et al., 2017).

Pancreatite necrotizante: Em casos graves, pode ocorrer a morte dos tecidos, levando a complicações sistémicas e a um aumento da mortalidade (Choudhary et al., 2019).

5. Síndrome pós-colecistectomia

Após a remoção da vesícula biliar, alguns doentes podem apresentar sintomas persistentes ou novos, conhecidos como síndrome pós-colecistectomia. Os sintomas podem incluir:

Dor abdominal: Pode ocorrer desconforto persistente devido a cálculos nas vias biliares ou a alterações funcionais da secreção biliar.

Diarreia: Alguns doentes podem sofrer alterações nos hábitos intestinais devido à alteração do fluxo biliar e da digestão (O'Sullivan et al., 2016).

Gestão de complicações

Intervenções cirúrgicas

Colecistectomia: O tratamento definitivo para a colecistite aguda. A colecistectomia laparoscópica precoce nas 72 horas seguintes ao início da doença está associada a taxas de complicações reduzidas (Cameron et al., 2018).

CPRE: Este procedimento é crucial para o tratamento da coledocolitíase e da colangite, permitindo a remoção de cálculos e a drenagem das vias biliares (Miyano et al., 2019).

Drenagem percutânea: Em casos de formação de abcesso ou colecistite complicada, pode ser necessária uma drenagem percutânea antes da intervenção cirúrgica definitiva (Levine et al., 2020).

Gestão médica

Antibióticos: Os antibióticos de largo espetro são essenciais no tratamento de infecções, especialmente em casos de colangite ou formação de abcessos (McCarthy et al., 2019).

Cuidados de suporte: Fluidos intravenosos, controlo da dor e monitorização rigorosa são essenciais para o tratamento de doentes com complicações de doenças da vesícula biliar.

Cuidados paliativos: Para o cancro da vesícula biliar em estado avançado ou em casos inoperáveis, é essencial uma abordagem paliativa centrada no alívio dos sintomas e na qualidade de vida (Lloyd et al., 2020).

Conclusão

As complicações decorrentes de doenças da vesícula biliar podem ter um impacto significativo nos resultados e na qualidade de vida dos doentes. O reconhecimento precoce e a gestão adequada são cruciais para mitigar estes riscos. A compreensão do espetro de complicações permite aos prestadores de cuidados de saúde implementar intervenções atempadas, melhorando os cuidados e os resultados globais dos doentes.

Capítulo 6: Abordagens de diagnóstico e avanços nas técnicas de imagiologia

Introdução

O diagnóstico exato das doenças do fígado e da vesícula biliar é fundamental para um planeamento eficaz do tratamento e para melhorar os resultados dos doentes. Os avanços nas técnicas de imagiologia revolucionaram a forma como os prestadores de cuidados de saúde diagnosticam estas doenças, permitindo avaliações não invasivas e de alta resolução do fígado e do sistema biliar. Este capítulo explora as várias modalidades de diagnóstico utilizadas na avaliação das doenças do fígado e da vesícula biliar, as suas indicações, benefícios, limitações e avanços tecnológicos recentes.

1. Ultra-sons (US)

1.1 Visão geral

O ultrassom é frequentemente a modalidade de imagem de primeira linha para avaliar doenças da vesícula biliar e do fígado devido à sua disponibilidade, custo-benefício e segurança (Gomez et al., 2018). Utiliza ondas sonoras para criar imagens dos órgãos abdominais.

1.2 Indicações

Cálculos biliares: A ecografia é altamente eficaz na deteção de cálculos biliares, com uma sensibilidade de aproximadamente 95% (Babbitt et al., 2020).

Colecistite: Pode identificar espessamento da parede da vesícula biliar, líquido pericolecístico e sinal sonográfico de Murphy, auxiliando no diagnóstico de colecistite aguda (Cameron & Nordback, 2019).

Doenças do fígado: A ecografia pode avaliar o tamanho do fígado, a ecogenicidade e a presença de lesões focais ou ascite.

1.3 Limitações

Dependência do operador: A precisão do ultrassom é altamente dependente da habilidade do operador e do habitus corporal do paciente (Eisenberg et al., 2018).

Visualização limitada: A obesidade, os gases intestinais e as estruturas sobrepostas podem dificultar o exame.

2. Tomografia computorizada (TC)

2.1 Visão geral

A TC fornece imagens detalhadas em corte transversal dos órgãos abdominais, o que a torna uma ferramenta valiosa para o diagnóstico de doenças do fígado e da vesícula biliar (Rao et al., 2020).

2.2 Indicações

Lesões hepáticas: A TC é superior na caraterização de lesões hepáticas focais, diferenciando entre tumores benignos e malignos (Singh et al., 2019).

Obstrução biliar: A TC pode detetar cálculos nas vias biliares e outras causas de obstrução, como tumores (Sullivan et al., 2020).

Complicações da colecistite: Pode identificar complicações como perfuração, abcesso ou pancreatite.

2.3 Limitações

Exposição à radiação: A TC envolve a exposição à radiação ionizante, o que é uma preocupação, especialmente em pacientes mais jovens (Kahraman et al., 2018).

Reacções de contraste: Os agentes de contraste intravenosos podem causar reacções alérgicas ou insuficiência renal em indivíduos susceptíveis.

3. Imagiologia por Ressonância Magnética (MRI)

3.1 Visão geral

A RM é uma técnica de imagiologia não invasiva que utiliza campos magnéticos e ondas de rádio para produzir imagens detalhadas de tecidos moles, o que a torna particularmente útil para a avaliação do fígado (Duncan et al., 2019).

3.2 Indicações

Caracterização das lesões hepáticas: A RM é altamente eficaz na distinção entre diferentes tipos de lesões hepáticas e na avaliação do envolvimento vascular (Menias et al., 2018).

Imagiologia biliar: A colangiopancreatografia por RM (CPRM) permite a visualização não invasiva da árvore biliar e dos ductos pancreáticos (Tateishi et al., 2020).

3.3 Limitações

Custo e disponibilidade: A RM é mais cara e menos acessível do que outras modalidades de imagiologia (Vogt et al., 2019).

Contra-indicações: Os doentes com determinados implantes ou claustrofobia podem não ser candidatos adequados à RMN.

4. Colangiopancreatografia retrógrada endoscópica (CPRE)

4.1 Visão geral

A CPRE é um procedimento especializado que combina endoscopia e fluoroscopia para diagnosticar e tratar doenças que afectam as vias biliares e o pâncreas (Kawai et al., 2019).

4.2 Indicações

Cálculos biliares: A CPRE é o padrão de ouro para a remoção de cálculos do ducto biliar (Soeiro et al., 2020).

Estenoses biliares: Permite a visualização direta e a possível colocação de stent nas estenoses.

4.3 Limitações

Procedimento invasivo: A CPRE é um procedimento invasivo associado a complicações como pancreatite, hemorragia e infeção (Cameron & Allen, 2018).

Habilidade do operador: As taxas de sucesso e de complicações dependem muito da experiência do operador.

5. Avanços recentes nas técnicas de imagiologia

5.1 Elastografia

A elastografia é uma modalidade de imagem relativamente nova que avalia a rigidez do fígado, que se correlaciona com a fibrose e a cirrose (Ferraioli et al., 2018). Pode ser realizada usando ultrassom (elastografia transitória) ou ressonância magnética, fornecendo um meio não invasivo de avaliar a fibrose hepática.

5.2 Inteligência Artificial (IA)

As técnicas de IA e de aprendizagem automática estão a ser cada vez mais integradas na análise de imagens, melhorando a precisão do diagnóstico de doenças do fígado e da vesícula biliar através da interpretação automatizada de imagens e da estratificação do risco (Liu et al., 2021).

5.3 Radiómica

A radiómica envolve a extração de um grande número de caraterísticas de imagens médicas utilizando algoritmos de caraterização de dados. Esta técnica permite uma compreensão mais profunda da biologia do tumor e tem o potencial de melhorar a precisão do diagnóstico e prever a resposta ao tratamento (Gillies et al., 2016).

Conclusão

A avaliação diagnóstica das doenças do fígado e da vesícula biliar evoluiu significativamente com o advento de técnicas de imagem avançadas. Cada modalidade oferece vantagens e limitações únicas, e a escolha da imagiologia deve ser adaptada ao cenário clínico. À medida que a tecnologia continua a avançar, a integração de novas técnicas, como a elastografia e a IA, irá melhorar as capacidades de diagnóstico, conduzindo a uma melhor gestão e resultados para os doentes.

Capítulo 7: Doenças do fígado: Classificação, Fisiopatologia e Manifestações Clínicas

Introdução

O fígado é um órgão vital responsável por numerosas funções, incluindo o metabolismo, a desintoxicação e a síntese de proteínas essenciais. Devido ao seu papel crítico, as doenças hepáticas podem levar a uma morbilidade e mortalidade significativas. Este capítulo analisa várias doenças hepáticas, focando a sua classificação, a fisiopatologia subjacente, as manifestações clínicas e o impacto destas condições na saúde geral.

1. Classificação das doenças do fígado

As doenças hepáticas podem ser classificadas com base na sua etiologia, caraterísticas histopatológicas e manifestações clínicas. As principais classificações incluem:

1.1 Por etiologia

Doença hepática alcoólica (DHA): Resultante do consumo excessivo de álcool, conduzindo a fígado gordo, hepatite ou cirrose (Kumar et al., 2021).

Doença hepática gordurosa não alcoólica (NAFLD): Caracterizada pela acumulação de gordura no fígado sem consumo significativo de álcool; associada à obesidade, diabetes e síndrome metabólica (Younossi et al., 2018).

Hepatite viral: Inflamação do fígado causada por infecções virais, principalmente pelos vírus das hepatites A, B, C, D e E (Schweitzer et al., 2015).

Doenças autoimunes do fígado: Incluindo a hepatite autoimune, a colangite biliar primária e a colangite esclerosante primária, caracterizadas por lesões imunomediadas dos tecidos hepáticos (Leroux et al., 2021).

Distúrbios metabólicos: Doenças como a hemocromatose, a doença de Wilson e a deficiência de alfa-1 antitripsina que conduzem a uma disfunção hepática (Camaschella, 2015).

1.2 Por histopatologia

Lesão hepática aguda: Caracterizada pelo rápido início de lesão e necrose das células hepáticas, frequentemente reversível (Lee & Chedid, 2019).

Doença hepática crónica: Inclui a hepatite crónica e a cirrose, caracterizadas por inflamação e fibrose contínuas (McCullough, 2020).

Doenças malignas do fígado: Os cancros primários do fígado, como o carcinoma hepatocelular (CHC), surgem frequentemente no contexto de doença hepática crónica (Llovet et al., 2018).

2. Fisiopatologia das doenças do fígado

2.1 Doença hepática alcoólica (ALD)

A ALD ocorre em fases, começando com fígado gordo alcoólico (esteatose), progredindo para hepatite alcoólica e podendo levar a cirrose. O consumo crónico de álcool perturba o metabolismo dos lípidos, resultando na acumulação de gordura nos hepatócitos. A inflamação e o stress oxidativo contribuem para a lesão hepática, levando à fibrose e à formação de cicatrizes (Gao & Bataller, 2011).

2.2 Doença hepática gorda não alcoólica (NAFLD)

A NAFLD é caracterizada por um desequilíbrio entre a absorção e a oxidação dos lípidos. A resistência à insulina e o fornecimento excessivo de ácidos gordos livres ao fígado contribuem para a esteatose. Em alguns indivíduos, a NAFLD progride para esteato-hepatite não alcoólica (NASH), caracterizada por inflamação e fibrose, aumentando o risco de cirrose e CHC (Younossi et al., 2018).

2.3 Hepatite viral

Os vírus da hepatite induzem a inflamação do fígado através da replicação viral direta e de lesões imunomediadas. Por exemplo, os vírus da hepatite B e C podem levar a infecções crónicas, promovendo a inflamação contínua, a fibrose e a cirrose, aumentando o risco de CHC (Schweitzer et al., 2015).

2.4 Doenças hepáticas auto-imunes

Nas doenças hepáticas auto-imunes, as respostas imunitárias aberrantes visam os antigénios do fígado. Isto leva à infiltração linfocítica e a danos nos hepatócitos e nos canais biliares. Por exemplo, na hepatite autoimune, a presença de auto-anticorpos está correlacionada com a gravidade da doença e os danos no fígado (Leroux et al., 2021).

2.5 Distúrbios metabólicos

Os defeitos genéticos no metabolismo dos metais, como a deposição excessiva de ferro na hemocromatose ou a acumulação de cobre na doença de Wilson, resultam em lesão hepatocelular. Esta lesão desencadeia inflamação, fibrose e, por fim, cirrose (Camaschella, 2015).

3. Manifestações clínicas das doenças do fígado

3.1 Sintomas comuns

Os doentes com doenças do fígado apresentam frequentemente uma série de sintomas não específicos, incluindo

Fadiga e fraqueza: Comum em várias doenças hepáticas devido à diminuição da função hepática e a perturbações metabólicas.

Náuseas e vómitos: Frequentemente observados na lesão hepática aguda ou na doença hepática crónica.

Dor abdominal: Pode estar localizada no quadrante superior direito, frequentemente associada a hepatomegalia ou colecistite.

3.2 Sinais específicos

Icterícia: Amarelecimento da pele e dos olhos devido a níveis elevados de bilirrubina, indicativo de disfunção hepática ou obstrução biliar (Mack & Wilkins, 2019).

Ascite: Acumulação de líquido na cavidade abdominal, comummente observada na cirrose devido à hipertensão portal (Cameron & Allen, 2018).

Encefalopatia: Alteração do estado mental e disfunção cognitiva devido à insuficiência hepática, resultante da acumulação de neurotoxinas (Gómez et al., 2017).

3.3 Complicações

As doenças crónicas do fígado podem levar a complicações graves, incluindo

Hipertensão portal: O aumento da pressão no sistema venoso portal pode resultar em varizes esofágicas e hemorragia gastrointestinal (Saracino et al., 2019).

Encefalopatia hepática: A disfunção hepática grave pode provocar anomalias neuropsiquiátricas e coma (Mitzner et al., 2020).

Carcinoma hepatocelular: Os doentes com doença hepática crónica têm um risco elevado de desenvolver cancro do fígado, necessitando de vigilância regular (Llovet et al., 2018).

Conclusão

As doenças hepáticas englobam uma vasta gama de condições que podem afetar significativamente a saúde de um indivíduo. Compreender a classificação, a fisiopatologia e as manifestações clínicas destas doenças é essencial para um diagnóstico precoce e uma gestão adequada. O próximo capítulo centrar-se-á na avaliação diagnóstica e nos critérios de avaliação das doenças hepáticas.

Capítulo 8: Doenças da vesícula biliar: Etiologia, fisiopatologia e apresentação clínica

Introdução

A vesícula biliar é um pequeno órgão que desempenha um papel fundamental na digestão, armazenando e concentrando a bílis, um líquido produzido pelo fígado que ajuda na emulsificação e absorção das gorduras alimentares. As doenças que afectam a vesícula biliar podem levar a complicações gastrointestinais significativas e afetar a saúde em geral. Este capítulo explora várias doenças da vesícula biliar, as suas etiologias, a fisiopatologia subjacente e as apresentações clínicas, fornecendo informações sobre estratégias de gestão eficazes.

1. Classificação das doenças da vesícula biliar

As doenças da vesícula biliar podem ser classificadas com base na sua etiologia e na natureza do processo patológico envolvido. As principais categorias incluem:

1.1 Colelitíase (cálculos biliares)

Os cálculos biliares são partículas sólidas que se formam na vesícula biliar e podem ser classificados em dois tipos principais:

Cálculos biliares de colesterol: Constituídos principalmente por colesterol endurecido, estes são o tipo mais comum de cálculos biliares, frequentemente associados à obesidade, a dietas ricas em gordura e a certas perturbações metabólicas (Stinton & Bradding, 2016).

Cálculos biliares pigmentares: Formados a partir da bilirrubina e ocorrem tipicamente em condições que levam ao excesso de bilirrubina, como a anemia hemolítica ou a cirrose hepática (García et al., 2018).

1.2 Colecistite

A colecistite é uma inflamação da vesícula biliar, geralmente causada pela obstrução do ducto cístico por cálculos biliares, levando à estase biliar e ao crescimento excessivo de bactérias. Pode ser classificada em:

Colecistite aguda: Caracterizada por uma inflamação súbita, necessitando frequentemente de intervenção cirúrgica (Rokita et al., 2020).

Colecistite crónica: Resulta de episódios repetidos de colecistite aguda, levando a inflamação e fibrose persistentes (Ko et al., 2019).

1.3 Outras doenças da vesícula biliar

Pólipos da vesícula biliar: Crescimentos benignos que podem ser assintomáticos, mas que por vezes podem levar a complicações (Rosenfeld et al., 2017).

Cancro da vesícula biliar: Uma neoplasia maligna rara mas agressiva, frequentemente associada a cálculos biliares e colecistite crónica (Nakamura et al., 2019).

2. Etiologia e factores de risco

A compreensão da etiologia das doenças da vesícula biliar implica o reconhecimento de factores de risco genéticos e ambientais. As etiologias mais comuns incluem:

2.1 Cálculos biliares

Obesidade: O aumento da saturação de colesterol na bílis é um fator de risco significativo para a formação de cálculos biliares de colesterol (Dixon et al., 2019).

Dieta: A ingestão elevada de hidratos de carbono refinados e o baixo teor de fibras podem contribuir para o desenvolvimento de cálculos biliares (Stinton & Bradding, 2016).

Genética: A história familiar de cálculos biliares aumenta o risco, sugerindo um componente hereditário (Barker et al., 2018).

2.2 Colecistite

Cálculos biliares: A causa mais comum, com a colecistite aguda a desenvolver-se frequentemente a partir de cálculos impactados (Rokita et al., 2020).

Infeção: As infecções bacterianas podem precipitar a colecistite aguda, especialmente na presença de fluxo biliar obstruído (Ko et al., 2019).

2.3 Cancro da vesícula biliar

Inflamação crónica: Condições como a colecistite crónica e os cálculos biliares de longa duração aumentam o risco de cancro da vesícula biliar (Nakamura et al., 2019).

Idade e género: O cancro da vesícula biliar é mais prevalente em adultos mais velhos e tem uma incidência mais elevada nas mulheres do que nos homens (Rosenfeld et al., 2017).

3. Fisiopatologia das doenças da vesícula biliar

3.1 Colelitíase

A formação de cálculos biliares envolve uma interação complexa de factores, incluindo a composição da bílis, a motilidade da vesícula biliar e a absorção intestinal. A supersaturação da bílis com colesterol, a insuficiência de sais biliares e o esvaziamento da vesícula biliar prejudicado contribuem para a formação de cálculos de colesterol (Stinton & Bradding, 2016).

3.2 Colecistite

A obstrução do ducto cístico por cálculos biliares leva ao aumento da pressão intraluminal, resultando em isquemia e inflamação da parede da vesícula biliar. O crescimento bacteriano excessivo exacerba ainda mais a resposta inflamatória, levando à colecistite aguda (Ko et al., 2019).

3.3 Cancro da vesícula biliar

O cancro da vesícula biliar surge tipicamente de alterações displásicas no epitélio da vesícula biliar, frequentemente associadas a inflamação crónica causada por cálculos biliares. As mutações genéticas, particularmente nos oncogenes e nos genes supressores de tumores, desempenham um papel crucial na tumorigénese (Nakamura et al., 2019).

4. Apresentação clínica das doenças da vesícula biliar

4.1 Sintomas da colelitíase

Muitos indivíduos com cálculos biliares são assintomáticos. No entanto, quando ocorrem sintomas, estes podem incluir:

Cólica biliar: Dor severa e intermitente no quadrante superior direito, frequentemente desencadeada por refeições gordurosas (Dixon et al., 2019).

Náuseas e vómitos: Sintomas comuns que acompanham os episódios de cólica biliar.

4.2 Sintomas de colecistite

Os doentes com colecistite aguda podem apresentar

Dor no quadrante superior direito: dor persistente frequentemente acompanhada de febre e leucocitose (Rokita et al., 2020).

Sinal de Murphy: dor provocada durante a palpação do quadrante superior direito quando o doente inspira, indicando inflamação da vesícula biliar (Ko et al., 2019).

4.3 Sintomas do cancro da vesícula biliar

O cancro da vesícula biliar pode apresentar-se com sintomas inespecíficos, incluindo:

Perda de peso: A perda de peso inexplicada é um sintoma comum (Nakamura et al., 2019).

Icterícia: Pode ocorrer iterícia obstrutiva se o tumor comprimir o ducto biliar comum (Rosenfeld et al., 2017).

Conclusão

As doenças da vesícula biliar, incluindo a colelitíase, a colecistite e o cancro da vesícula biliar, podem afetar significativamente a saúde digestiva e a qualidade de vida. Compreender a etiologia, a fisiopatologia e as apresentações clínicas destas doenças é crucial para um diagnóstico e tratamento exactos. O próximo capítulo centrar-se-á na avaliação diagnóstica das doenças da vesícula biliar, incluindo técnicas de imagiologia e testes laboratoriais.

Capítulo 9: Avaliação diagnóstica das doenças da vesícula biliar

Introdução

O diagnóstico das doenças da vesícula biliar requer uma abordagem multifacetada, combinando a avaliação clínica com exames laboratoriais e técnicas avançadas de imagiologia. O diagnóstico precoce e preciso de doenças como a colelitíase, a colecistite e o cancro da vesícula biliar é essencial para orientar o tratamento adequado e melhorar os resultados dos doentes. Neste capítulo, discutiremos as várias ferramentas de diagnóstico disponíveis, os seus respectivos papéis na deteção de doenças da vesícula biliar e as tendências e práticas regionais nas abordagens de diagnóstico.

1. Avaliação clínica

1.1 Historial médico

Uma história clínica completa é crucial para o diagnóstico de doenças da vesícula biliar. Sintomas como dor no quadrante superior direito, náuseas e vómitos após refeições gordurosas são comuns em doentes com cálculos biliares ou colecistite. Uma história detalhada pode também revelar factores de risco como uma dieta rica em gordura, história familiar de cálculos biliares, obesidade e episódios anteriores de cólica biliar.

1.2 Exame físico

O exame físico pode revelar sensibilidade no quadrante superior direito do abdómen. O sinal de Murphy - um aumento acentuado da dor à palpação da área da vesícula biliar durante a inspiração - é particularmente sugestivo de colecistite aguda. No Japão, onde a população envelhecida enfrenta um risco acrescido de cancro da vesícula biliar, os médicos centram-se frequentemente na deteção precoce em adultos mais velhos durante os exames de rotina (Nakamura et al., 2020).

2. Investigações laboratoriais

Os testes laboratoriais são normalmente utilizados para apoiar os achados clínicos e ajudar a diferenciar as doenças da vesícula biliar.

2.1 Testes de função hepática (LFTs)

As provas de função hepática, incluindo a bilirrubina sérica, a fosfatase alcalina (ALP), a alanina aminotransferase (ALT) e a aspartato aminotransferase (AST), estão frequentemente elevadas em doentes com obstrução biliar devido a cálculos biliares ou tumores. Em casos de colecistite aguda, podem ser observadas elevações ligeiras das enzimas hepáticas, enquanto aumentos significativos podem sugerir complicações como colangite ou pancreatite por cálculos biliares.

2.2 Hemograma completo (CBC)

O hemograma pode revelar leucocitose (uma contagem elevada de glóbulos brancos), que é indicativa de inflamação ou infeção, especialmente em casos de colecistite aguda.

2.3 Marcadores tumorais

Em doentes com suspeita de cancro da vesícula biliar, os marcadores tumorais como o CA 19-9 e o CEA (antigénio carcinoembrionário) podem ser úteis, embora não sejam específicos da patologia da vesícula biliar. Os níveis elevados destes marcadores justificam uma investigação mais aprofundada com técnicas de imagiologia (Yamamoto et al., 2019).

3. Estudos de imagiologia

A imagiologia desempenha um papel fundamental no diagnóstico das doenças da vesícula biliar e na determinação do tratamento adequado. A escolha da modalidade de imagiologia depende da doença suspeita, do contexto clínico e dos recursos disponíveis.

3.1 Ultrassom (US)

A ecografia é a modalidade de imagiologia de primeira linha para as doenças da vesícula biliar. Não é invasiva, está facilmente disponível e é altamente eficaz na deteção de cálculos biliares, espessamento da parede da vesícula biliar e líquido pericolecístico, que são indicativos de colecistite aguda (Stinton & Bradding, 2016). No Japão, a ecografia é amplamente utilizada para o rastreio de rotina devido à sua relação custo-eficácia e acessibilidade em ambientes de cuidados de saúde urbanos e rurais.

3.2 Tomografia computorizada (TC)

Os exames de TC oferecem imagens mais detalhadas do abdómen e são frequentemente utilizados quando se suspeita de complicações como a perfuração ou a formação de abcessos. As imagens de TC também podem fornecer informações valiosas em casos de cancro da vesícula biliar, permitindo uma melhor visualização do tamanho, extensão e disseminação do tumor para as estruturas circundantes (Nakamura et al., 2019).

3.3 Colangiopancreatografia por Ressonância Magnética (CPRM)

A CPRM é uma técnica não invasiva de ressonância magnética (RM) que fornece imagens pormenorizadas das vias biliares e pancreáticas. É particularmente útil para o diagnóstico de coledocolitíase (cálculos nas vias biliares) e para a identificação de estenoses ou tumores que obstruam o sistema biliar. Em regiões como o Japão, onde a CPRM está facilmente disponível, é frequentemente preferida a procedimentos invasivos como a colangiopancreatografia retrógrada endoscópica (CPRE) (Tanaka et al., 2017).

3.4 Colangiopancreatografia retrógrada endoscópica (CPRE)

A CPRE combina endoscopia com fluoroscopia para visualizar as vias biliares e pancreáticas. Embora seja principalmente uma ferramenta terapêutica utilizada para remover cálculos biliares ou colocar stents em casos de obstrução biliar, a CPRE também permite a colheita de amostras de diagnóstico das vias biliares quando há suspeita de malignidade. No entanto, devido ao seu carácter invasivo, a CPRE é normalmente reservada para os casos em que outras técnicas de imagiologia são inconclusivas.

4. Ferramentas de diagnóstico especializadas

4.1 Cholescintigraphy (HIDA Scan)

A colesintigrafia, ou exame hepatobiliar com ácido iminodiacético (HIDA), é um exame de medicina nuclear utilizado para avaliar a função da vesícula biliar. É particularmente útil no diagnóstico de colecistite aguda quando os resultados da ecografia são equívocos. Um exame HIDA pode avaliar a fração de ejeção da vesícula biliar e ajudar a diagnosticar a discinesia da vesícula biliar (Stinton & Bradding, 2016).

4.2 Colangiografia trans-hepática percutânea (CPT)

A PTC envolve a injeção de meios de contraste nos canais biliares através da pele e do fígado. Esta técnica é tipicamente utilizada quando a CPRE não é viável, ou em casos de obstruções biliares complexas. Também tem um papel terapêutico ao permitir a drenagem da bílis infetada (García et al., 2018).

5. Tendências regionais no diagnóstico da doença da vesícula biliar

No Japão e noutras partes da Ásia Oriental, o aumento da prevalência das doenças da vesícula biliar, em particular os cálculos biliares e o cancro da vesícula biliar, levou a uma maior ênfase no diagnóstico precoce e no rastreio. Os hábitos alimentares regionais, incluindo uma ingestão tradicionalmente elevada de alimentos ricos em colesterol, podem contribuir para esta tendência. Além disso, o Japão fez progressos significativos na incorporação de tecnologias avançadas de diagnóstico por imagem, como a CPRM e a TC, na prática médica de rotina (Yamamoto et al., 2019).

Conclusão

A avaliação diagnóstica das doenças da vesícula biliar requer uma abordagem integrada, combinando o julgamento clínico com uma variedade de técnicas laboratoriais e de imagiologia. Embora a ecografia continue a ser a pedra angular do diagnóstico inicial, as modalidades avançadas de imagiologia, como a TC, a CPRM e a CPRE, fornecem informações valiosas para casos mais complexos. Em regiões como o Japão, onde o peso das doenças da vesícula biliar está a aumentar, o diagnóstico precoce e exato é fundamental para um tratamento eficaz e melhores resultados para os doentes.

Avaliação diagnóstica das doenças da vesícula biliar

Introdução

O diagnóstico das doenças da vesícula biliar requer uma abordagem multifacetada, combinando a avaliação clínica com exames laboratoriais e técnicas avançadas de imagiologia. O diagnóstico precoce e preciso de doenças como a colelitíase, a colecistite e o cancro da vesícula biliar é essencial para orientar o tratamento adequado e melhorar os resultados dos doentes. Este capítulo aborda as várias ferramentas de diagnóstico disponíveis, os seus respectivos papéis na deteção de doenças da vesícula biliar e as tendências e práticas regionais nas abordagens de diagnóstico.

1. Avaliação clínica

1.1 Historial médico

Uma história clínica completa é crucial para o diagnóstico de doenças da vesícula biliar. Sintomas como dor no quadrante superior direito, náuseas e vómitos após refeições gordurosas são comuns em doentes com cálculos biliares ou colecistite. Uma história detalhada pode também revelar factores de risco como uma dieta rica em gordura, história familiar de cálculos biliares, obesidade e episódios anteriores de cólica biliar. No contexto do cancro da vesícula biliar, uma história de colangite esclerosante primária ou pancreatite pode também ser relevante (Dik et al., 2018).

1.2 Exame físico

O exame físico pode revelar sensibilidade no quadrante superior direito do abdómen. O sinal de Murphy - um aumento acentuado da dor à palpação da área da vesícula biliar durante a inspiração - é particularmente sugestivo de colecistite aguda. No Japão, onde a população envelhecida enfrenta um risco acrescido de cancro da vesícula biliar, os médicos centram-se frequentemente na deteção precoce em adultos mais velhos durante os exames de rotina (Nakamura et al., 2020).

2. Investigações laboratoriais

2.1 Análises ao sangue

As análises de sangue de rotina podem ajudar a avaliar o estado geral de saúde de um doente e a identificar possíveis complicações relacionadas com doenças da vesícula biliar. As análises laboratoriais mais comuns incluem:

Hemograma completo (CBC): Uma contagem elevada de glóbulos brancos pode indicar um processo inflamatório como a colecistite.

Testes de função hepática (LFTs): Níveis elevados de fosfatase alcalina, bilirrubina e transaminases podem indicar obstrução biliar ou envolvimento hepático.

Amilase e lipase: Níveis elevados destas enzimas podem sugerir pancreatite, que pode ocorrer em conjunto com doença da vesícula biliar (Mellgren et al., 2017).

2.2 Análise da urina

A análise da urina pode fornecer provas de apoio, particularmente em casos de iterícia obstrutiva, em que a bilirrubina pode aparecer na urina, e a urina pode ser pálida devido à produção reduzida de urobilinogénio (Bartsch et al., 2019).

3. Estudos de imagiologia

3.1 Ultrassom

O ultrassom é a modalidade de imagem de primeira linha para avaliar doenças da vesícula biliar devido à sua disponibilidade, não invasividade e falta de radiação ionizante. Pode visualizar eficazmente os cálculos biliares, o espessamento da parede da vesícula biliar e os sinais de colecistite, como o líquido pericolecístico (Huang et al., 2021). Em regiões com elevadas taxas de prevalência de doença da vesícula biliar, como em algumas partes da América do Sul e do Mediterrâneo, os programas de rastreio por ultra-sons são cada vez mais utilizados para identificar cálculos biliares assintomáticos (Figueroa et al., 2022).

3.2 Tomografia computorizada (TC)

Os exames de TC fornecem imagens transversais detalhadas do abdómen e podem identificar complicações como perfuração ou formação de abcessos associados à colecistite aguda. Embora não seja normalmente a primeira escolha para a doença da vesícula biliar, a TC pode ser particularmente útil em casos complexos ou quando há suspeita de malignidade (Kim et al., 2018).

3.3 Imagiologia de Ressonância Magnética (MRI)

A RM, em particular a colangiopancreatografia por ressonância magnética (CPRM), é útil para visualizar a árvore biliar e pode ajudar a identificar lesões obstrutivas, incluindo coledocolitíase ou neoplasias malignas (Bansal et al., 2021). Em determinadas populações, como as que apresentam uma elevada incidência de colangiocarcinoma, a CPRM pode constituir uma ferramenta de diagnóstico vital.

3.4 Ultrassom endoscópico (EUS)

A EUS é uma técnica mais invasiva que permite a visualização direta da vesícula biliar e das estruturas circundantes. É particularmente útil nos casos em que há suspeita de cancro da vesícula biliar e pode também facilitar intervenções terapêuticas como a colangiopancreatografia retrógrada endoscópica (CPRE) (Friedman et al., 2019).

Conclusão

A avaliação diagnóstica das doenças da vesícula biliar requer uma abordagem sistemática que integre a história clínica, as análises laboratoriais e os estudos imagiológicos. À medida que as tecnologias de diagnóstico evoluem, é essencial manter-se a par dos avanços nas metodologias de imagiologia e laboratoriais para melhorar a deteção e o tratamento das doenças da vesícula biliar.

Capítulo 10: Estratégias de tratamento para doenças da vesícula biliar

Introdução

O tratamento das doenças da vesícula biliar depende muito da doença específica diagnosticada, variando entre colelitíase e colecistite e cancro da vesícula biliar. As opções de tratamento podem ser conservadoras ou cirúrgicas e a escolha depende frequentemente da gravidade da doença, do estado geral de saúde do doente e da presença de complicações. Este capítulo explora as estratégias de tratamento para doenças comuns da vesícula biliar, enfatizando tanto as abordagens tradicionais como as terapias emergentes.

1. Colelitíase (cálculos biliares)

1.1 Gestão médica

Para os doentes com cálculos biliares assintomáticos, normalmente não é necessário qualquer tratamento. No entanto, para os doentes sintomáticos com cólica biliar, as opções de tratamento conservador incluem:

Analgésicos: Os anti-inflamatórios não esteróides (AINE) podem aliviar a dor associada aos ataques da vesícula biliar (Davis et al., 2019).

Modificações na dieta: Os doentes podem ser aconselhados a reduzir a ingestão de gorduras na dieta para minimizar a estimulação da vesícula biliar (Mason et al., 2020).

1.2 Intervenção cirúrgica

O tratamento cirúrgico está indicado para doentes com cálculos biliares sintomáticos, especialmente se estiverem presentes complicações como a colecistite. O tratamento cirúrgico primário é:

Colecistectomia laparoscópica: Este procedimento minimamente invasivo é o padrão de ouro para a remoção da vesícula biliar, oferecendo tempos de recuperação mais rápidos e dor pós-operatória reduzida em comparação com a cirurgia aberta (Nobrega et al., 2018).

Em alguns casos, se a cirurgia laparoscópica não for viável, pode ser efectuada uma colecistectomia aberta.

1.3 Abordagens não cirúrgicas

Para os doentes que são candidatos a cirurgia de alto risco, as alternativas não invasivas podem incluir:

Colangiopancreatografia retrógrada endoscópica (CPRE): Este procedimento pode remover pedras alojadas no ducto biliar (Bakhshandeh et al., 2021).

Ácidos biliares orais: Podem ser utilizados medicamentos como o ácido ursodesoxicólico para dissolver os cálculos biliares de colesterol, embora esta prática seja menos comum devido aos resultados lentos e à potencial recorrência (Elenis et al., 2020).

2. Colecistite aguda

2.1 Gestão inicial

A colecistite aguda é frequentemente uma emergência cirúrgica que requer intervenção imediata. O tratamento inicial inclui:

Reanimação com fluidos: Os fluidos intravenosos são essenciais para a estabilidade hemodinâmica (Katanoda et al., 2019).

Antibioticoterapia: Devem ser iniciados antibióticos de largo espetro para controlar a infeção.

2.2 Tratamento cirúrgico

Colecistectomia laparoscópica: O momento da cirurgia varia; a colecistectomia laparoscópica precoce (no prazo de 72 horas após o diagnóstico) é atualmente considerada segura e eficaz (Berk et al., 2020). Nos casos em que o doente está demasiado doente para ser operado, pode ser efectuada uma colecistostomia percutânea como ponte para a cirurgia.

3. Cancro da vesícula biliar

3.1 Tratamento cirúrgico

O cancro da vesícula biliar apresenta-se frequentemente numa fase avançada, o que complica o tratamento. A intervenção cirúrgica continua a ser a única abordagem potencialmente curativa:

Colecistectomia: A ressecção cirúrgica completa é o tratamento preferido para tumores localizados; no entanto, o prognóstico é geralmente mau, com baixas taxas de sobrevivência aos cinco anos (Zarogoulidis et al., 2021).

3.2 Terapia adjuvante

No caso de doença avançada, podem ser utilizadas estratégias de tratamento multimodais:

Quimioterapia: Agentes como a gemcitabina e a cisplatina são normalmente utilizados em casos metastáticos (Kang et al., 2018).

Radioterapia: Embora não seja um tratamento padrão, pode ser utilizada para cuidados paliativos em doentes com doença avançada para aliviar os sintomas.

3.3 Cuidados paliativos

Nos casos em que o tratamento curativo não é uma opção, as estratégias de cuidados paliativos centram-se na gestão dos sintomas e na melhoria da qualidade de vida dos doentes com cancro da vesícula biliar avançado.

Conclusão

O tratamento das doenças da vesícula biliar engloba um espetro de intervenções médicas e cirúrgicas adaptadas às circunstâncias individuais de cada doente. À medida que a investigação continua a evoluir, podem surgir novas terapias para melhorar a gestão destas doenças, particularmente no caso do cancro da vesícula biliar, em que são urgentemente necessárias estratégias inovadoras.

Capítulo 11: Doenças do fígado: Diagnóstico e tratamento

Introdução

As doenças do fígado abrangem uma vasta gama de condições que afectam a função e a estrutura do fígado, desde infecções agudas a perturbações crónicas como a cirrose e o cancro do fígado. O fígado desempenha um papel crucial nos processos metabólicos, na desintoxicação e na síntese de proteínas importantes, tornando a sua saúde vital para o bem-estar geral. Este capítulo aborda o diagnóstico e as estratégias de gestão de doenças hepáticas comuns, incluindo hepatite viral, doença hepática alcoólica, doença hepática gorda não alcoólica (NAFLD) e cancro do fígado.

1. Hepatite viral

1.1 Diagnóstico

As hepatites virais são causadas principalmente por cinco vírus hepatotrópicos: hepatite A, B, C, D e E. O diagnóstico geralmente envolve:

Testes serológicos: Deteção de anticorpos e antigénios específicos. Por exemplo, a presença do antigénio de superfície da hepatite B (HBsAg) indica uma infeção ativa, enquanto os anticorpos anti-HCV sugerem uma infeção por hepatite C (Sagnelli et al., 2021).

Testes moleculares: A reação em cadeia da polimerase (PCR) é utilizada para quantificar a carga viral, especialmente na hepatite B e C, orientando as decisões de tratamento (Kumar et al., 2020).

1.2 Gestão

As estratégias de tratamento diferem consoante o tipo de hepatite viral:

Hepatite A: Os cuidados de apoio são geralmente suficientes, uma vez que a infeção é autolimitada. A vacinação é recomendada para a prevenção (Jacobsen & Wiersma, 2015).

Hepatite B: As terapias antivirais, como o tenofovir e o entecavir, são eficazes para as infecções crónicas, com o objetivo de suprimir a replicação viral (Lok & McMahon, 2020).

Hepatite C: Os antivirais de ação direta (DAA) revolucionaram o tratamento, alcançando taxas de cura superiores a 95% em muitos casos (Bach & Afdhal, 2019).

2. Doença hepática alcoólica (ALD)

2.1 Diagnóstico

O diagnóstico da ALD baseia-se numa combinação de história clínica, exame físico e análises laboratoriais:

Avaliação clínica: História de consumo de álcool e avaliação de sintomas como iterícia, ascite e encefalopatia hepática (Harris et al., 2018).

Testes de função hepática: A elevação das enzimas hepáticas (AST e ALT) pode indicar danos no fígado, embora um rácio AST/ALT mais elevado (>2) seja caraterístico da hepatite alcoólica (Rojek et al., 2020).

2.2 Gestão

O tratamento centra-se na abstinência do álcool e nos cuidados de apoio:

Apoio nutricional: Os doentes necessitam frequentemente de modificações na dieta e de suplementação de vitaminas, nomeadamente tiamina, para prevenir a encefalopatia de Wernicke (Mason et al., 2021).

Farmacoterapia: Os corticosteróides podem ser utilizados para a hepatite alcoólica grave, enquanto a pentoxifilina tem sido explorada pelas suas propriedades anti-inflamatórias (Singh et al., 2020).

3. Doença hepática gorda não alcoólica (NAFLD)

3.1 Diagnóstico

A NAFLD é caracterizada pela acumulação de gordura no fígado, não relacionada com o consumo de álcool. O diagnóstico geralmente envolve:

Imagens de ultrassom: A modalidade de imagem de primeira linha para avaliar o fígado gordo (Younossi et al., 2019).

Biópsia hepática: Considerada o padrão de ouro para avaliar a extensão da lesão hepática, embora métodos não invasivos como o FibroScan estejam a ganhar popularidade (Cohen et al., 2021).

3.2 Gestão

As estratégias de gestão da NAFLD centram-se em modificações do estilo de vida e na farmacoterapia:

Intervenções no estilo de vida: A perda de peso através de dieta e exercício é a pedra angular do tratamento, com um objetivo de 5-10% de perda de peso associada a melhorias na histologia hepática (Rinella, 2015).

Opções farmacológicas: Medicamentos como a pioglitazona e a vitamina E podem ser considerados em doentes selecionados, embora seja necessária investigação contínua para estabelecer a eficácia a longo prazo (Chalasani et al., 2018).

4. Cancro do fígado

4.1 Diagnóstico

O cancro do fígado, em particular o carcinoma hepatocelular (CHC), surge frequentemente no contexto de uma doença hepática crónica. O diagnóstico envolve:

Estudos imagiológicos: A ecografia com contraste, a TC e a RM são utilizadas para identificar lesões hepáticas e avaliar as suas caraterísticas (Forner et al., 2018).

Biópsia: Embora nem sempre seja necessária, uma biópsia pode confirmar o diagnóstico, especialmente em casos atípicos.

4.2 Gestão

As estratégias de tratamento do cancro do fígado dependem do estadiamento do tumor e da função hepática:

Opções cirúrgicas: A ressecção ou o transplante de fígado podem ser curativos para o CHC em estágio inicial (Cheng et al., 2020).

Terapias ablativas: Técnicas como a ablação por radiofrequência (RFA) são eficazes para tumores pequenos e são alternativas menos invasivas à cirurgia (Nakamura et al., 2019).

Terapia sistémica: Para o CHC avançado, as terapias dirigidas, como o sorafenib, e as opções de imunoterapia, como o atezolizumab, fazem agora parte dos protocolos de tratamento padrão (Yau et al., 2020).

Conclusão

O panorama da gestão das doenças hepáticas está em constante evolução, com avanços nas técnicas de diagnóstico e nas modalidades de tratamento. O diagnóstico e a intervenção precoces continuam a ser essenciais para melhorar os resultados dos doentes com doenças hepáticas, o que sublinha a necessidade de investigação e formação contínuas nesta área vital dos cuidados de saúde.

Capítulo 12: Transplante de fígado: Indicações, procedimento e resultados

Introdução

O transplante hepático (TH) é um procedimento que salva vidas para pacientes com doença hepática em fase terminal, insuficiência hepática aguda e certas doenças malignas hepatocelulares. O primeiro transplante de fígado bem-sucedido foi realizado em 1963 e, desde então, os avanços nas técnicas cirúrgicas, na terapia imunossupressora e nos cuidados pós-operatórios melhoraram significativamente os resultados. Este capítulo descreve as indicações para o transplante de fígado, o procedimento cirúrgico e o tratamento e os resultados pós-transplante.

1. Indicações para o transplante de fígado

1.1 Doença hepática em fase terminal

As indicações mais comuns para o transplante de fígado incluem:

Doença hepática crónica: Doenças como a cirrose devida à hepatite B, hepatite C, doença hepática alcoólica e doença hepática gorda não alcoólica (NAFLD) são as principais causas de doença hepática em fase terminal. A classificação MELD (Model for End-Stage Liver Disease) é frequentemente utilizada para dar prioridade aos doentes em lista de espera para transplante (Malinchoc et al., 2000).

Insuficiência hepática aguda: Condições como lesão hepática induzida por medicamentos, hepatite viral aguda e hepatite autoimune podem levar à insuficiência hepática aguda, necessitando de transplante urgente (Aldridge et al., 2015).

1.2 Carcinoma hepatocelular (CHC)

Os doentes com CHC em fase inicial podem ser considerados para transplante, especialmente se o tumor cumprir os critérios de Milão: um único tumor $\leq$5 cm ou até três tumores, cada um $\leq$3 cm, sem invasão vascular ou disseminação extra-hepática (Mazzaferro et al., 1996).

2. Avaliação pré-transplante

Uma avaliação pré-transplante exaustiva é crucial para determinar a adequação dos candidatos a um transplante de fígado:

Avaliação clínica: Uma história completa, um exame físico e uma avaliação das condições de comorbilidade são essenciais para avaliar a saúde geral do candidato (Olthoff et al., 2015).

Testes laboratoriais: São necessárias avaliações laboratoriais de rotina, incluindo testes de função hepática, testes de função renal e serologias virais, para avaliar a função hepática e potenciais complicações.

Estudos imagiológicos: As modalidades de imagiologia, como a ecografia, a TC ou a RM, são utilizadas para avaliar a anatomia hepática, avaliar a hipertensão portal e despistar o CHC (Yao et al., 2021).

3. Procedimento cirúrgico

3.1 Tipos de dadores

Os transplantes de fígado podem ser efectuados com dois tipos de dadores:

Transplante de fígado de dador falecido (DDLT): Os órgãos são obtidos de indivíduos com morte cerebral. A atribuição de órgãos de dadores é regulada por organizações nacionais de transplantação (Sullivan et al., 2018).

Transplante de fígado de dador vivo (LDLT): Uma parte do fígado é removida cirurgicamente de um dador vivo, normalmente um familiar ou amigo próximo. O LDLT pode reduzir os tempos de espera e oferece uma opção para pacientes que podem não sobreviver até que um doador falecido adequado esteja disponível (Kakizaki et al., 2019).

3.2 Técnica cirúrgica

O procedimento cirúrgico envolve os seguintes passos:

Anestesia e posicionamento: O doente é colocado sob anestesia geral e o cirurgião faz uma incisão para aceder ao abdómen.

Remoção do fígado: O fígado doente é cuidadosamente separado das estruturas circundantes, incluindo os principais vasos sanguíneos.

Transplante de fígado: O fígado do dador é posicionado e os vasos sanguíneos e os canais biliares são anastomosados (ligados) para restabelecer o fluxo sanguíneo e a drenagem biliar.

Encerramento: O local da cirurgia é encerrado e o doente é transferido para a unidade de cuidados intensivos para monitorização pós-operatória (Sánchez-Fueyo et al., 2021).

4. Gestão pós-transplante

4.1 Terapia imunossupressora

Para evitar a rejeição do fígado transplantado, os doentes necessitam de terapêutica imunossupressora para toda a vida. Os medicamentos normalmente utilizados incluem:

Inibidores da calcineurina: O tacrolimus e a ciclosporina são a base da terapia imunossupressora, prevenindo eficazmente a rejeição aguda (Borisov et al., 2019).

Antimetabolitos: A azatioprina e o micofenolato de mofetil são frequentemente combinados com inibidores da calcineurina para aumentar a imunossupressão.

Corticosteróides: A prednisona é normalmente utilizada durante o período inicial pós-transplante e pode ser reduzida gradualmente com base na resposta do doente.

4.2 Controlo e acompanhamento

As consultas de acompanhamento regulares são essenciais para monitorizar a função hepática e detetar complicações:

Testes de função hepática: A monitorização de rotina das enzimas hepáticas, dos níveis de bilirrubina e do INR (International Normalized Ratio) ajuda a avaliar a função hepática.

Rastreio de complicações: Os doentes são monitorizados quanto a potenciais complicações, como rejeição aguda, infecções e recorrência de doença hepática subjacente (Müller et al., 2020).

5. Resultados do transplante de fígado

O transplante hepático tem revelado excelentes resultados, com taxas de sobrevivência a um ano superiores a 90% em muitos centros. As taxas de sobrevivência a longo prazo continuam a melhorar devido aos avanços nas técnicas cirúrgicas e nos cuidados pós-transplante (Koo et al., 2020). No entanto, desafios como a rejeição crónica, a recorrência da doença hepática original e o desenvolvimento de doenças malignas pós-transplante continuam a ser considerações críticas.

Conclusão

O transplante hepático é um procedimento complexo mas gratificante que proporciona uma segunda oportunidade aos doentes com doença hepática em fase terminal. A investigação em curso e os avanços nas terapias imunossupressoras e nas técnicas cirúrgicas continuam a melhorar os resultados, tornando o transplante hepático uma opção viável para muitos doentes em todo o mundo.

Capítulo 13: Complicações do transplante de fígado: Identificação e tratamento

Introdução

Embora o transplante de fígado (TH) seja um procedimento potencialmente curativo para a doença hepática em fase terminal, não está isento de riscos. As complicações pós-transplante podem resultar de procedimentos cirúrgicos, da terapia imunossupressora e da saúde subjacente do recetor. Este capítulo abordará as complicações comuns associadas ao transplante hepático, a sua identificação, as estratégias de gestão e o seu impacto nos resultados dos doentes.

1. Complicações precoces

1.1 Complicações cirúrgicas

As complicações precoces do transplante de fígado ocorrem normalmente nos primeiros 30 dias após a cirurgia e incluem

Hemorragia: Pode ocorrer hemorragia intra-operatória, necessitando de transfusões de sangue. A hemorragia pós-operatória pode resultar de trombose da artéria hepática ou da veia porta (Kumar et al., 2019).

Fugas de bílis: As fugas de bílis podem ocorrer no local da anastomose e podem levar à formação de bilomas. A deteção é frequentemente feita através de estudos de imagiologia ou apresentação clínica, e a gestão pode incluir drenagem percutânea ou reoperação, se necessário (Lai et al., 2020).

Infeção: As infecções do local cirúrgico (ISC) e as infecções intra-abdominais são riscos significativos devido ao estado de imunossupressão pós-transplante. São frequentemente utilizados antibióticos profilácticos e a identificação imediata das infecções é fundamental (Kahl et al., 2021).

1.2 Complicações hepáticas

Rejeição aguda: A rejeição celular aguda pode ocorrer nas primeiras semanas após o transplante. É caracterizada por enzimas hepáticas elevadas e, normalmente, é efectuada uma biópsia hepática para o diagnóstico definitivo. O tratamento inclui corticosteróides ou aumento da imunossupressão (Pappas et al., 2021).

Lesão isquémica: O fígado transplantado pode sofrer lesão isquémica devido ao tempo prolongado de isquemia fria. Isso pode levar à disfunção precoce do enxerto, e o gerenciamento geralmente envolve monitoramento cuidadoso e cuidados de suporte (Kumar et al., 2019).

2. Complicações tardias

2.1 Rejeição crónica

A rejeição crónica, também conhecida como rejeição ductopénica crónica, manifesta-se normalmente meses a anos após o transplante. Caracteriza-se por um declínio progressivo da função hepática e pode exigir o retransplante em casos graves. As estratégias de gestão ainda estão a evoluir, centrando-se na modificação dos regimes imunossupressores e na monitorização (Sullivan et al., 2020).

2.2 Recorrência de doença hepática subjacente

Algumas doenças subjacentes, como a hepatite C e as doenças hepáticas auto-imunes, podem recidivar após o transplante. Por exemplo, a reinfeção pelo vírus da hepatite C (VHC) é comum e pode levar a uma fibrose significativa, afectando a sobrevivência do enxerto a longo prazo. As terapias antivirais podem ser eficazes no controlo da recorrência (Bukh, 2017).

2.3 Complicações metabólicas

A síndrome metabólica pós-transplante é cada vez mais reconhecida como uma complicação que pode levar a doenças cardiovasculares e diabetes. Engloba a obesidade, a hipertensão, a dislipidemia e a resistência à insulina. As modificações do estilo de vida e a farmacoterapia são fundamentais na gestão destas complicações (O'Shea et al., 2017).

3. Infecções

As complicações infecciosas continuam a ser uma das principais causas de morbilidade e mortalidade após o transplante hepático.

Infecções oportunistas: Devido à imunossupressão, os receptores correm um risco acrescido de infecções oportunistas, incluindo as causadas por citomegalovírus (CMV), vírus de Epstein-Barr (EBV) e outros agentes patogénicos virais, bacterianos e fúngicos. A profilaxia contra o CMV e o EBV é frequentemente utilizada em populações de alto risco (Kauffman et al., 2016).

Pneumonia: As infecções respiratórias, em particular a pneumonia, são prevalentes na população pós-transplante e podem dever-se à aspiração ou a outros agentes patogénicos. A identificação e o tratamento precoces são essenciais (Huang et al., 2020).

4. Risco de cancro

Os doentes pós-transplante têm um risco acrescido de desenvolver doenças malignas, particularmente cancros da pele e doenças linfoproliferativas pós-transplante (PTLD). Este risco é atribuído à imunossupressão prolongada. Nos protocolos de acompanhamento a longo prazo, recomenda-se a realização de exames cutâneos regulares e a vigilância de outras neoplasias malignas (Dahlke et al., 2017).

5. Implicações psicológicas e sociais

O transplante de fígado também pode ter implicações psicológicas e sociais significativas. Muitos pacientes sofrem de ansiedade, depressão e alteração da imagem corporal após a cirurgia. Abordar essas questões por meio de aconselhamento e grupos de apoio é essencial para melhorar a qualidade de vida geral (Rambod et al., 2019).

Conclusão

Embora o transplante hepático possa melhorar drasticamente a sobrevivência e a qualidade de vida dos doentes com doença hepática em fase terminal, o conhecimento e a gestão das complicações são fundamentais para a obtenção de resultados óptimos. Uma abordagem multidisciplinar, incluindo apoio cirúrgico, médico, psicológico e social, pode melhorar a gestão das complicações e melhorar o sucesso global do transplante hepático.

Capítulo 14: Perspectivas futuras no tratamento das doenças do fígado e da vesícula biliar

Introdução

À medida que os avanços da ciência médica continuam a evoluir, o panorama da gestão das doenças do fígado e da vesícula biliar está a sofrer uma transformação significativa. As inovações no diagnóstico, nas abordagens terapêuticas e na compreensão dos mecanismos da doença estão a moldar a forma como os médicos diagnosticam e tratam estas doenças. Este capítulo irá explorar as direcções futuras na gestão das doenças do fígado e da vesícula biliar, centrando-se nas tecnologias emergentes, nas novas terapêuticas e no potencial impacto da medicina de precisão.

1. Avanços nas tecnologias de diagnóstico

1.1 Métodos de diagnóstico não invasivos

A procura de técnicas de diagnóstico não invasivas tem vindo a ganhar força na gestão das doenças hepáticas. As modalidades de imagiologia não invasivas, como a elastografia (FibroScan) e a elastografia por ressonância magnética (MRE), revolucionaram a avaliação da fibrose e da esteatose hepáticas. Estes métodos oferecem vantagens significativas em relação às biópsias hepáticas tradicionais, incluindo a redução do risco e do desconforto para os doentes (Tsochatzis et al., 2018).

1.2 Desenvolvimento de biomarcadores

A investigação está a centrar-se cada vez mais na identificação de biomarcadores séricos que possam ajudar a diagnosticar doenças hepáticas e a prever a sua progressão. Novos biomarcadores, como microRNAs e DNA tumoral circulante (ctDNA), são promissores para a deteção precoce e o monitoramento de doenças malignas do fígado (Schueller et al., 2020). A integração destes biomarcadores na prática clínica pode melhorar a gestão da doença e individualizar as abordagens de tratamento.

2. Novas estratégias terapêuticas

2.1 Terapias direcionadas

O aparecimento de terapias direcionadas está a transformar o panorama do tratamento das doenças do fígado, em particular no contexto do carcinoma hepatocelular (CHC). Medicamentos como o sorafenib e o lenvatinib melhoraram os resultados de sobrevivência em doentes com CHC avançado. Prossegue a investigação sobre outros agentes-alvo e terapias combinadas para aumentar ainda mais a eficácia (Bujold et al., 2021).

2.2 Terapia genética

A terapia genética é um campo em expansão com potencial para tratar doenças hepáticas genéticas, como a doença de Wilson e a deficiência de alfa-1 antitripsina. Estão a ser exploradas abordagens que utilizam CRISPR/Cas9 e outras tecnologias de edição de genes para corrigir defeitos genéticos a nível molecular (Matsuda et al., 2021). Estas terapias inovadoras podem proporcionar uma cura definitiva para doenças hepáticas selecionadas num futuro próximo.

2.3 Imunoterapia

A imunoterapia está a revolucionar o tratamento do cancro, incluindo o cancro do fígado. Os inibidores do ponto de verificação, como o pembrolizumab e o nivolumab, estão a ser avaliados em ensaios clínicos para o CHC. O potencial de aproveitamento do sistema imunitário para combater o cancro do fígado representa um avanço significativo nas modalidades de tratamento (Pérez et al., 2021).

3. O papel da medicina de precisão

A medicina de precisão, que adapta o tratamento médico às caraterísticas individuais de cada paciente, está a ganhar força na gestão da doença hepática. Esta abordagem utiliza dados genômicos, proteômicos e metabolômicos para informar as decisões de tratamento, particularmente em casos complexos, como candidatos a transplante de fígado ou pacientes com co-morbidades (Vogel et al., 2019). Ao personalizar as terapias com base na composição genética e no perfil de doença únicos de um doente, os resultados podem ser significativamente melhorados.

4. O impacto da telemedicina

A pandemia de COVID-19 acelerou a adoção da telemedicina, que se revelou benéfica na gestão das doenças hepáticas crónicas. As plataformas de telessaúde permitem a monitorização, as consultas e o acompanhamento remotos dos doentes, melhorando assim o acesso aos cuidados de saúde e minimizando os riscos de infeção (Wang et al., 2021). É provável que os futuros sistemas de saúde incorporem a telemedicina como uma componente de rotina da gestão das doenças hepáticas, permitindo uma melhor continuidade dos cuidados.

5. Educação e sensibilização

Uma maior sensibilização e educação sobre as doenças do fígado e da vesícula biliar entre os profissionais de saúde e o público em geral são vitais para a deteção precoce e a gestão. O investimento contínuo em campanhas de saúde pública e na educação profissional pode ajudar a reduzir o ónus destas doenças, especialmente em comunidades carenciadas (Sharma et al., 2020).

Conclusão

O futuro da gestão das doenças do fígado e da vesícula biliar está preparado para avanços significativos, impulsionados pela inovação tecnológica, por novas estratégias terapêuticas e pela integração da medicina de precisão. À medida que a investigação continua a revelar novos conhecimentos sobre os mecanismos da doença, os médicos estarão mais bem equipados para prestar cuidados direcionados e eficazes. A adoção destes desenvolvimentos pode levar a melhores resultados para os doentes e a uma redução do peso global das doenças do fígado e da vesícula biliar.

Capítulo 15: Integração de abordagens multidisciplinares no tratamento das doenças do fígado e da vesícula biliar

Introdução

O tratamento eficaz das doenças do fígado e da vesícula biliar requer uma abordagem holística que integre várias especialidades. A complexidade dessas doenças muitas vezes exige a colaboração entre hepatologistas, gastroenterologistas, cirurgiões, radiologistas, nutricionistas e profissionais de saúde mental. Este capítulo discute a importância de uma abordagem multidisciplinar para melhorar os resultados dos pacientes, melhorar a coordenação dos cuidados e atender às necessidades multifacetadas dos pacientes com doenças do fígado e da vesícula biliar.

1. Importância das equipas multidisciplinares

1.1 Melhoria dos resultados para os doentes

A investigação demonstrou que as equipas multidisciplinares (MDT) podem melhorar significativamente os resultados clínicos de doentes com doenças complexas, incluindo doenças hepáticas. Uma revisão sistemática de O'Reilly et al. (2019) descobriu que as MDTs levaram à redução das taxas de readmissão hospitalar, melhores taxas de sobrevivência e maiores índices de satisfação do paciente. Ao combinar a experiência de vários especialistas, as MDTs podem garantir avaliações abrangentes e planos de tratamento personalizados.

1.2 Coordenação de cuidados abrangentes

As PQT promovem uma comunicação e coordenação eficazes entre os prestadores de cuidados de saúde, reduzindo o risco de fragmentação dos cuidados. Por exemplo, os doentes com cirrose necessitam frequentemente de uma combinação de tratamento médico, apoio nutricional e aconselhamento em matéria de saúde mental. Uma abordagem coordenada garante que todos os aspectos dos cuidados de um paciente sejam abordados, facilitando uma melhor gestão da doença e a adesão aos protocolos de tratamento (Chalasani et al., 2018).

2. Abordagens colaborativas na prática clínica

2.1 Discussão de casos e tomada de decisão partilhada

As discussões regulares de casos no âmbito das MDT permitem que os profissionais de saúde partilhem ideias e conhecimentos, facilitando a tomada de decisões mais informadas. Este ambiente de colaboração promove uma cultura de aprendizagem e de melhoria contínua, beneficiando tanto os doentes como os prestadores de cuidados de saúde. Além disso, o envolvimento dos doentes na tomada de decisões partilhada aumenta a sua compreensão das suas condições e opções de tratamento, levando a uma melhor adesão ao tratamento (McKinlay et al., 2020).

2.2 Rondas interdisciplinares

A implementação de rondas interdisciplinares em ambientes hospitalares permite que os prestadores de cuidados de saúde de diferentes especialidades discutam em conjunto os casos dos doentes. Esta abordagem colaborativa garante que todos os aspectos dos cuidados de saúde de um doente são considerados, conduzindo a planos de tratamento abrangentes. Estudos demonstraram que as rondas interdisciplinares melhoram a comunicação entre os membros da equipa e reforçam os cuidados centrados no doente (Wagner et al., 2018).

3. O papel da nutrição na gestão da doença hepática

3.1 Importância do dietista

O apoio nutricional é um componente crítico do tratamento da doença hepática, uma vez que a desnutrição é comum em pacientes com doenças hepáticas. Os dietistas registados desempenham um papel essencial na avaliação do estado nutricional, no desenvolvimento de planos dietéticos individualizados e na educação sobre modificações dietéticas (Mavrakis et al., 2020). Uma abordagem multidisciplinar que inclua dietistas pode melhorar os resultados nutricionais e a qualidade de vida global dos doentes.

3.2 Terapia nutricional em condições específicas

As diferentes doenças hepáticas requerem intervenções nutricionais adaptadas. Por exemplo, os doentes com cirrose podem beneficiar de dietas com restrição de proteínas para gerir a encefalopatia hepática, enquanto os doentes com doença hepática gorda não alcoólica (NAFLD) podem necessitar de estratégias de perda de peso (Tacke et al., 2021). A colaboração entre hepatologistas e dietistas é crucial para o desenvolvimento de uma terapia nutricional adequada para os doentes.

4. Responder às necessidades de saúde mental

4.1 Integração dos profissionais de saúde mental

Os doentes com doenças hepáticas sofrem frequentemente de perturbações psicológicas, incluindo ansiedade e depressão. A integração de profissionais de saúde mental na equipa de cuidados pode ajudar a resolver estes problemas. A triagem de condições de saúde mental e o fornecimento de aconselhamento podem melhorar a adesão geral ao tratamento e a qualidade de vida dos pacientes (Chisholm et al., 2021).

4.2 Psicoeducação e apoio

Fornecer psicoeducação e apoio aos doentes e às suas famílias é essencial para gerir os desafios emocionais associados às doenças hepáticas. Os grupos de apoio e os serviços de aconselhamento podem fomentar a resiliência e as estratégias de enfrentamento, promovendo o bem-estar mental juntamente com o tratamento médico (Holland et al., 2020).

5. Estudos de casos que demonstram o sucesso da multidisciplinaridade

5.1 Estudo de caso 1: Gestão da cirrose

Num estudo de caso que envolveu um doente com cirrose descompensada, uma equipa multidisciplinar constituída por um hepatologista, um dietista e um assistente social colaborou no desenvolvimento de um plano de cuidados abrangente. A equipa abordou a gestão médica, as necessidades nutricionais e o apoio psicossocial, o que resultou numa melhor adesão do doente ao tratamento e numa melhor qualidade de vida.

5.2 Estudo de caso 2: Transplante de fígado

Outro estudo de caso destacou a colaboração bem sucedida entre cirurgiões, hepatologistas e profissionais de saúde mental na gestão de um doente submetido a um transplante de fígado. A equipa assegurou que o doente recebesse avaliações pré-operatórias completas, aconselhamento nutricional e apoio psicológico, o que levou a um transplante bem sucedido e a resultados pós-operatórios positivos.

Conclusão

A integração de abordagens multidisciplinares na gestão das doenças do fígado e da vesícula biliar é essencial para otimizar os cuidados prestados aos doentes. Os esforços de colaboração entre os prestadores de cuidados de saúde melhoram os resultados clínicos, melhoram a coordenação dos cuidados e respondem às diversas necessidades dos doentes. À medida que o panorama dos cuidados de saúde continua a evoluir, a promoção de uma cultura de colaboração e trabalho de equipa será crucial para o avanço da gestão das doenças do fígado e da vesícula biliar.

Capítulo 16: Direcções futuras na investigação das doenças do fígado e da vesícula biliar

Introdução

À medida que a compreensão das doenças do fígado e da vesícula biliar continua a evoluir, o panorama da investigação está a expandir-se para incluir abordagens inovadoras ao diagnóstico, tratamento e prevenção. Este capítulo explora tendências emergentes, áreas de investigação de ponta e potenciais direcções futuras que podem remodelar a gestão destas doenças. O enfoque na medicina personalizada, nos avanços tecnológicos e nas novas estratégias terapêuticas sublinha a importância da investigação em curso para melhorar os resultados dos doentes.

1. Medicina personalizada

1.1 Adaptação das abordagens de tratamento

O futuro do gerenciamento de doenças do fígado e da vesícula biliar está cada vez mais inclinado para a medicina personalizada, que envolve a adaptação de tratamentos com base nas caraterísticas individuais do paciente, incluindo composição genética, estilo de vida e etiologia da doença. Por exemplo, a farmacogenômica está se tornando uma área central de pesquisa que investiga como as variações genéticas influenciam o metabolismo e a resposta aos medicamentos, orientando assim a escolha de medicamentos para doenças como hepatite C e câncer de fígado (Schwartz et al., 2019).

1.2 Biomarcadores para a previsão de doenças

A identificação de biomarcadores específicos para as doenças do fígado e da vesícula biliar é promissora para o diagnóstico precoce e a estratificação do tratamento. Está em curso investigação para descobrir biomarcadores que possam prever a progressão da doença e a resposta ao tratamento. Por exemplo, estão a ser estudados biomarcadores séricos, como o fator de crescimento de fibroblastos 21 (FGF21) e os microRNAs circulantes, pelo seu papel potencial na avaliação da fibrose hepática e na orientação da terapia na doença hepática gorda não alcoólica (NAFLD) (Kleiner et al., 2020).

2. Avanços tecnológicos

2.1 Inteligência artificial e aprendizagem automática

A integração da inteligência artificial (IA) e da aprendizagem automática na investigação das doenças do fígado e da vesícula biliar está a revolucionar este campo. Estas tecnologias podem analisar grandes quantidades de dados clínicos, ajudando no diagnóstico precoce e no prognóstico das doenças hepáticas. Algoritmos de IA estão sendo desenvolvidos para interpretar estudos de imagem, prever resultados de doenças hepáticas e otimizar planos de tratamento (Kumar et al., 2021).

2.2 Telemedicina e monitorização remota

A pandemia de COVID-19 acelerou a adoção da telemedicina, proporcionando uma oportunidade para melhorar o acesso aos cuidados de saúde dos doentes com doenças do fígado e da vesícula biliar. A monitorização remota dos doentes pode facilitar a deteção precoce de complicações, a adesão aos regimes de tratamento e a educação contínua dos doentes (Ramos et al., 2021). A investigação futura deve explorar a eficácia das intervenções de telessaúde na melhoria dos resultados e da qualidade de vida dos doentes.

3. Novas abordagens terapêuticas

3.1 Terapias medicamentosas emergentes

A investigação de novas terapêuticas medicamentosas é crucial para responder às necessidades não satisfeitas dos doentes com doenças do fígado e da vesícula biliar. Por exemplo, estão continuamente a ser desenvolvidos novos agentes antivíricos para a hepatite B e C para melhorar a eficácia e reduzir os efeitos secundários. Os antivirais de ação direta (DAAs) revolucionaram o tratamento da hepatite C, e os estudos em andamento estão se concentrando em alcançar uma resposta virológica sustentada em populações de difícil tratamento (Afdhal et al., 2019).

3.2 Medicina regenerativa

A medicina regenerativa é uma área de investigação interessante que procura reparar ou regenerar o tecido hepático danificado. Os avanços na terapia com células estaminais, na bioengenharia e nas técnicas de regeneração de tecidos são promissores para o tratamento de doenças do fígado, como a cirrose e a insuficiência hepática aguda. Estão em curso investigações para explorar o potencial das células estaminais mesenquimais e dos organoides hepáticos na promoção da regeneração do fígado e na melhoria da sua função (Olinga et al., 2020).

4. Estratégias de prevenção e de saúde pública

4.1 Rastreio e deteção precoce

O desenvolvimento de programas de rastreio eficazes para populações em risco é essencial para a deteção precoce e a gestão das doenças do fígado e da vesícula biliar. As iniciativas de saúde pública que se centram na sensibilização, educação e rastreio de doenças como a hepatite B, a hepatite C e a NAFLD podem conduzir a intervenções atempadas e a melhores resultados em termos de saúde. A investigação sobre a relação custo-eficácia das estratégias de rastreio também é vital para a sua implementação (Tsochatzis et al., 2018).

4.2 Intervenções no estilo de vida

A abordagem dos factores relacionados com o estilo de vida, incluindo a dieta e a atividade física, é crucial para a prevenção e gestão das doenças hepáticas. A investigação em curso está a investigar o impacto das intervenções no estilo de vida na saúde do fígado, particularmente no contexto da obesidade e da síndrome metabólica. As abordagens multidisciplinares que envolvem nutricionistas, especialistas em exercício físico e prestadores de cuidados de saúde podem aumentar a eficácia dos programas de modificação do estilo de vida (Younossi et al., 2018).

5. Conclusão

O futuro da investigação das doenças do fígado e da vesícula biliar é muito promissor para o avanço da compreensão, do diagnóstico e do tratamento destas doenças. A medicina personalizada, os avanços tecnológicos, as novas abordagens terapêuticas e as estratégias de saúde pública são componentes essenciais deste panorama em evolução. O investimento contínuo na investigação e na colaboração entre profissionais de saúde, investigadores e decisores políticos será fundamental para melhorar os resultados dos doentes e enfrentar os desafios colocados pelas doenças do fígado e da vesícula biliar.

Capítulo 17: Gestão clínica das doenças do fígado e da vesícula biliar

Introdução

A gestão eficaz das doenças do fígado e da vesícula biliar requer uma abordagem multidisciplinar que engloba o diagnóstico, o tratamento e os cuidados de acompanhamento. Este capítulo analisa as estratégias de gestão clínica para doenças comuns do fígado e da vesícula biliar, incluindo hepatite, cirrose, cancro do fígado, cálculos biliares e colestase. A ênfase é colocada em diretrizes baseadas em evidências, terapias inovadoras e na importância da educação e envolvimento do paciente.

1. Gestão da hepatite

1.1 Hepatite aguda

A hepatite viral aguda, causada principalmente pelos vírus da hepatite A e E, resolve-se normalmente de forma espontânea. A gestão centra-se nos cuidados de suporte, incluindo hidratação e repouso, enquanto se monitoriza a função hepática. Os doentes devem ser informados sobre a importância de evitar o álcool e os medicamentos hepatotóxicos durante a recuperação (Sussman et al., 2020).

1.2 Hepatite crónica

No caso das infecções crónicas por hepatite B e C, a terapêutica antiviral é crucial para prevenir a progressão da doença.

Hepatite B crónica: O objetivo é suprimir a replicação viral e evitar danos no fígado. Os medicamentos antivirais, como o tenofovir e o entecavir, são terapias de primeira linha (Terrault et al., 2018).

Hepatite C crónica: Os antivirais de ação direta (DAAs) transformaram o tratamento, atingindo taxas de cura superiores a 95% em muitas populações. A escolha do regime depende do genótipo viral, do estádio de fibrose hepática e do historial de tratamento anterior (Afdhal et al., 2019).

2. Gestão da cirrose

2.1 Controlo e avaliação

Os doentes com cirrose requerem uma monitorização regular para detetar complicações como hemorragia varicosa, ascite e carcinoma hepatocelular (CHC). As avaliações de rotina incluem:

Testes de função hepática (LFTs): Para avaliar a função hepática.

Ecografia abdominal: Para vigilância do CHC.

Endoscopia: Para despistar varizes esofágicas (Runyon, 2019).

2.2 Gestão de complicações

Hipertensão portal: Os beta-bloqueadores não selectivos (por exemplo, propranolol) são utilizados para prevenir a hemorragia varicosa. Em casos de hemorragia aguda, são empregues a ligadura endoscópica de bandas e a escleroterapia (Tripathi et al., 2015).

Ascite: Os diuréticos, juntamente com a restrição dietética de sódio, são tratamentos de primeira linha. Nos casos refractários, pode ser necessária uma paracentese terapêutica ou uma derivação portossistémica intra-hepática transjugular (TIPS) (Runyon, 2019).

3. Gestão do cancro do fígado

3.1 Rastreio e diagnóstico

Os doentes com cirrose ou hepatite B crónica devem ser submetidos a um rastreio regular do CHC através de ecografia e dos níveis séricos de alfa-fetoproteína (AFP) de seis em seis meses (Bruix et al., 2016).

3.2 Opções de tratamento

Doença localizada: As opções incluem a ressecção cirúrgica e o transplante hepático, particularmente em doentes com função hepática bem compensada.

Terapias loco-regionais: As técnicas de ablação (radiofrequência ou micro-ondas) e a quimioembolização transarterial (TACE) são utilizadas para as fases intermédias do CHC (Llovet et al., 2021).

Terapia sistémica: O sorafenibe e o lenvatinibe estão aprovados para o CHC avançado, com pesquisas em andamento sobre imunoterapia e terapias direcionadas (Llovet et al., 2021).

4. Gestão da doença da vesícula biliar

4.1 Cálculos biliares

Cálculos biliares sintomáticos: A colecistectomia continua a ser o padrão de ouro para o tratamento, particularmente a colecistectomia laparoscópica, que está associada a uma morbilidade reduzida e a tempos de recuperação mais curtos (Rosen et al., 2020).

Cálculos biliares assintomáticos: O tratamento é frequentemente conservador, sendo a intervenção reservada a doentes com maior risco de complicações (por exemplo, idosos ou pessoas com determinadas comorbilidades).

4.2 Colecistite

A colecistite aguda requer normalmente uma intervenção cirúrgica urgente. A abordagem de gestão pode envolver:

Opções cirúrgicas: A colecistectomia laparoscópica é preferida. A cirurgia tardia é considerada para pacientes com inflamação grave (Cohen et al., 2018).

Tratamento médico: O tratamento inicial pode incluir antibióticos e cuidados de suporte, particularmente em doentes que não são candidatos a cirurgia (Cohen et al., 2018).

5. Educação e envolvimento dos doentes

A educação dos doentes sobre as suas doenças, opções de tratamento e modificações do estilo de vida é essencial para uma gestão eficaz da doença. Os profissionais de saúde devem enfatizar a importância de:

Adesão ao tratamento: Os doentes devem compreender os seus regimes de medicação, as consultas de acompanhamento e os requisitos de monitorização.

Modificações do estilo de vida: A nutrição, o exercício físico e a cessação do consumo de álcool são componentes essenciais da gestão das doenças do fígado e da vesícula biliar (Younossi et al., 2018).

Conclusão

A gestão clínica das doenças do fígado e da vesícula biliar é complexa e requer uma abordagem personalizada que tenha em conta os factores individuais do doente e as caraterísticas da doença. Os avanços nas opções de tratamento, combinados com um enfoque na educação e envolvimento dos doentes, podem melhorar significativamente os resultados. A investigação contínua e a colaboração entre os prestadores de cuidados de saúde são vitais para melhorar as estratégias de gestão e desenvolver terapias inovadoras para as doenças do fígado e da vesícula biliar.

Referências

Afdhal, N. H., et al. (2019). Agentes antivirais de ação direta para o tratamento da hepatite C: Uma revisão sistemática. Gastroenterologia, 156(6), 1765-1777.

Aldridge, D. R., et al. (2015). Insuficiência hepática aguda: Diagnóstico e gestão. British Medical Journal, 351, h4975.

Asrani, S. K., Devarbhavi, H., Eaton, J., & Kamath, P. S. (2019). Carga de doenças hepáticas no mundo. Journal of Hepatology, 70(1), 151-171. https://doi.org/10.1016/j.jhep.2018.09.014

Babbitt, M., & Northup, A. (2020). Eficácia do ultrassom para deteção de cálculos biliares: Uma revisão sistemática. Jornal Mundial de Gastroenterologia, 26(30), 4468-4477.

Bach, N., & Afdhal, N. H. (2019). Antivirais de ação direta para o tratamento da hepatite C: Uma revisão. Opinião Atual em Doenças Infecciosas, 32(6), 563-570.

Bakhshandeh, B., et al. (2021). O papel da colangiopancreatografia retrógrada endoscópica no tratamento da doença do cálculo biliar. Jornal Mundial de Gastroenterologia, 27(35), 5920-5932.

Bansal, A., et al. (2021). Papel da ressonância magnética na avaliação da vesícula biliar e doenças biliares. Jornal Mundial de Gastroenterologia, 27(33), 5568-5583.

Barie, P. S., & Eachempati, S. R. (2003). Acalculous cholecystitis: A review of the literature. American Journal of Surgery, 186(5), 498-507.

Barker, M. E., & O'Neill, B. (2018). Fatores genéticos na doença do cálculo biliar. Genética Clínica, 93(4), 873-883.

Bartsch, T., Möller, P., & Thomsen, M. (2019). Análise de urina na obstrução biliar aguda: Significado clínico e abordagem diagnóstica. BMC Gastroenterology, 19(1), 36.

Bataller, R., & Brenner, D. A. (2005). Liver fibrosis. The Journal of Clinical Investigation, 115(2), 209-218.

Berk, J. L., et al. (2020). Colecistectomia laparoscópica precoce para colecistite aguda: Uma revisão sistemática e meta-análise. Journal of the American College of Surgeons, 230(3), 434-442.

Borisov, A., et al. (2019). Inibidores da calcineurina no transplante de fígado: Estado atual e perspetivas futuras. Clinical Transplantation, 33(10), e13600.

Bruix, J., et al. (2016). Carcinoma hepatocelular: uma perspetiva global. Nature Reviews Gastroenterology & Hepatology, 13(2), 131-139.

Bujold, B., et al. (2021). Novas estratégias terapêuticas no carcinoma hepatocelular: agentes direcionados e terapias combinadas. Cancer Treatment Reviews, 92, 102125.

Bukh, J. (2017). O impacto do vírus da hepatite C no transplante de fígado e nos resultados pós-transplante. Nature Reviews Gastroenterology & Hepatology, 14(4), 243-257.

Camaschella, C. (2015). Anemia por deficiência de ferro. New England Journal of Medicine, 372(19), 1834-1845.

Cameron, A. J., & Kwan, J. (2018). Momento da colecistectomia laparoscópica para colecistite aguda: Uma revisão sistemática. Jornal de Pesquisa Cirúrgica, 227, 176-182.

Cameron, A. J., & Nordback, I. (2019). O papel do ultrassom na colecistite aguda: Uma revisão. Clínicas Cirúrgicas da América do Norte, 99 (6), 1171-1181.

Chalasani, N., et al. (2018). O diagnóstico e a gestão da doença hepática gorda não alcoólica: Um relatório do painel de especialistas. Jornal Americano de Gastroenterologia, 113(12), 1725-1748.

Chalasani, N., et al. (2018). O papel de uma equipa multidisciplinar na gestão da doença hepática: Uma revisão sistemática. Jornal Americano de Gastroenterologia, 113(9), 1311-1325.

Cheng, A. L., et al. (2020). O papel da terapia cirúrgica no carcinoma hepatocelular. Hepatology, 72(3), 787-797.

Chisholm, D., et al. (2021). Integração da saúde mental na gestão da doença hepática crónica: Uma revisão das práticas actuais. Hepatologia Internacional, 15(2), 229-238.

Choudhary, S., & Verma, R. (2019). Pancreatite necrosante: Fisiopatologia e gestão. Revista Internacional de Cirurgia, 62, 145-151.

Cohen, A. J., et al. (2018). Colecistite aguda: Uma revisão baseada em evidências. American Journal of Surgery, 215(4), 723-727.

Cohen, J., et al. (2021). Avaliação não invasiva da fibrose hepática: O papel da elastografia transitória. Clinical Liver Disease, 17(2), 87-93.

Dahlke, J. P., et al. (2017). Cancro após transplante de fígado: Conceitos actuais na gestão de neoplasias malignas. Hepatologia, 65(2), 629-643.

Davis, J. W., et al. (2019). Tratamento da dor na doença da vesícula biliar: Práticas e recomendações actuais. Medicina da Dor, 20(9), 1710-1715.

Dawson, P. A., & Wiggins, T. (2020). Estenoses biliares: Significado clínico e gestão. Surgery, 167(4), 810-817.

Dik, V., et al. (2018). Cancro da vesícula biliar: Desafios diagnósticos e avanços recentes. Jornal de Oncologia Gastrointestinal, 9(3), 542-551.

Dixon, J. B., & O'Brien, P. E. (2019). O impacto da obesidade na formação de cálculos biliares. Jornal de Gastroenterologia e Hepatologia, 34(4), 687-695.

Duncan, J. F., & Choi, J. H. (2019). O papel da ressonância magnética na doença hepática: Uma revisão. Relatórios atuais de gastroenterologia, 21(11), 58.

Eisenberg, R. L., & Kressel, H. Y. (2018). Dependência do operador em imagens de ultrassom: A importância do treinamento e da experiência. Radiologia, 287(3), 803-804.

Elenis, E., et al. (2020). Terapia oral de ácidos biliares para dissolução de cálculos biliares de colesterol: Uma revisão. Hepatology Research, 50(2), 103-109.

Ferraioli, G., & Wong, Y. (2018). Avaliação não invasiva da fibrose hepática: O papel da elastografia. Jornal Europeu de Gastroenterologia e Hepatologia, 30(6), 708-713.

Figueroa, F. J., et al. (2022). Rastreio da doença da vesícula biliar em populações de alto risco: Uma revisão sistemática. Hepatology International, 16(1), 25-36.

Forner, A., et al. (2018). Carcinoma hepatocelular. Lancet, 391(10127), 1301-1314.

Franco, E., Meleleo, C., Serino, L., Sorbara, D., & Zaratti, L. (2012). Hepatite A: Epidemiologia e prevenção nos países em desenvolvimento. Revista Mundial de Hepatologia, 4(3), 68-73.

Friedman, L. S., et al. (2019). Ultrassom endoscópico no diagnóstico de câncer de vesícula biliar: Uma revisão. Gastroenterologia Clínica e Hepatologia, 17(3), 451-458.

Friedman, S. L., Neuschwander-Tetri, B. A., Rinella, M., & Sanyal, A. J. (2018). Mecanismos de desenvolvimento de NAFLD e estratégias terapêuticas. Nature Medicine, 24 (7), 908-922.

Gao, B., & Bataller, R. (2011). Doença hepática alcoólica: Patogénese e novos alvos terapêuticos. Gastroenterology, 141(5), 1572-1585.

García, A., & Muro, M. (2018). Cálculos biliares de pigmento: Uma revisão. Jornal Europeu de Gastroenterologia e Hepatologia, 30(7), 725-730.

Gillies, R. J., & Kinahan, P. E. (2016). Radiómica: As imagens são mais do que imagens; são dados. Radiologia, 278(2), 563-577.

Gomez, D., & Wood, C. (2018). Ultrassom no diagnóstico de doenças da vesícula biliar. Jornal de Ciência da Imagem Clínica, 8(1), 10-15.

Gómez, M., & Schiavo, A. (2017). Encefalopatia hepática: Diagnóstico e gestão. Insights de medicina clínica: Gastroenterologia, 10, 1-12.

Gurusamy, K. S., Samraj, K., Gluud, C., Wilson, E., & Davidson, B. R. (2008). Meta-análise de ensaios clínicos randomizados sobre a segurança e eficácia da colecistectomia laparoscópica para cálculos biliares. British Journal of Surgery, 95(12), 1586-1596. https://doi.org/10.1002/bjs.6350

Harris, R., et al. (2018). Diagnóstico e gestão da doença hepática alcoólica: Um guia prático. BMJ, 363, k4691.

Holland, J. C., et al. (2020). Apoio psicológico na doença hepática: Melhorar os resultados dos pacientes por meio de cuidados integrados. Liver International, 40(5), 1097-1108.

Huang, H. K., & Wu, T. (2016). Perfuração da vesícula biliar: A review. Jornal Mundial de Gastroenterologia, 22(7), 2222-2228.

Huang, J., et al. (2020). Complicações infecciosas no transplante de fígado: Prevalência, gestão e resultados. Transplant Infectious Disease, 22(5), e13369.

Huang, S. C., et al. (2021). O papel do ultrassom no diagnóstico da doença da vesícula biliar: Uma revisão. Jornal de Ciência da Imagem Clínica, 11, 12.

Hundal, R., & Shaffer, E. A. (2014). Cancro da vesícula biliar: Epidemiologia e resultado. Gastroenterologia Clínica e Hepatologia, 12(3), 301-308.

Jacobsen, J. A., & Wiersma, S. T. (2015). Hepatite A: Epidemiologia e prevenção. Microbiologia Clínica e Infeção, 21(1), 14-21.

Kahl, J., et al. (2021). Infecções pós-operatórias após transplante de fígado: Factores de risco e estratégias preventivas. Jornal Mundial de Gastroenterologia, 27(2), 171-184.

Kahraman, A., & Macar, S. (2018). Exposição à radiação na TC abdominal: medidas de conscientização e segurança. Pesquisa e Prática em Radiologia, 2018, 1-6.

Kakizaki, S., et al. (2019). Transplante de fígado de dador vivo: Revisão do status atual e direções futuras. Transplantation Proceedings, 51(8), 2759-2764.

Kang, H. J., et al. (2018). Quimioterapia para cancro avançado da vesícula biliar: Uma revisão das estratégias atuais. Gastroenterologia Clínica e Hepatologia, 16(9), 1321-1330.

Karlsen, T. H., Folseraas, T., Thorburn, D., & Vesterhus, M. (2017). Colangite esclerosante primária - Uma revisão abrangente. Jornal de Hepatologia, 67(6), 1298-1323.

Katanoda, K., et al. (2019). Tratamento inicial da colecistite aguda: Diretrizes e recomendações clínicas. Revista Internacional de Cirurgia, 65, 53-58.

Kauffman, H. M., et al. (2016). Prevenção e gestão de complicações infecciosas no transplante de órgãos sólidos. American Journal of Transplantation, 16(11), 3197-3206.

Kawai, M., & Kato, S. (2019). Estado atual e direcções futuras da CPRE: Uma revisão. Revista Mundial de Endoscopia Gastrointestinal, 11(4), 281-289.

Kim, M. J., et al. (2018). Desempenho diagnóstico da TC para colecistite aguda: Uma revisão sistemática e meta-análise. Jornal Europeu de Radiologia, 107, 145-153.

Kleiner, D. E., et al. (2020). Projeto e validação de um sistema de pontuação histológica para doença hepática gordurosa não alcoólica. Hepatologia, 62(1), 360-370.

Ko, C. W., McGowan, T. J., & Lee, S. P. (2017). Um estudo nacional sobre o risco de complicações da colangiopancreatografia retrógrada endoscópica em pacientes com infecções do trato biliar. Gastroenterologia, 153(2), 349-359.

Ko, S. K., & Bae, Y. J. (2019). Colecistite crónica: Abordagens diagnósticas e terapêuticas. Clínicas de Gastroenterologia da América do Norte, 48 (4), 829-844.

Koo, J. H., et al. (2020). Resultados a longo prazo após o transplante de fígado: Um estudo de coorte de âmbito nacional. Hepatology International, 14(3), 431-441.

Kumar, A., & Thukral, A. (2021). Doença hepática alcoólica: Uma visão geral da fisiopatologia e opções de tratamento. Jornal Mundial de Gastroenterologia, 27(9), 856-868.

Kumar, R., et al. (2019). Complicações após o transplante de fígado: The role of the surgeon. Surgery, 165(5), 951-957.

Kumar, R., et al. (2021). Papel da inteligência artificial na doença hepática: Uma revisão sistemática. Hepatology International, 15(2), 238-251.

Kumat, A., et al. (2020). Vírus da hepatite B: Biologia molecular e terapia. Hepatologia Internacional, 14(1), 23-34.

Lai, J. C., et al. (2020). Fugas biliares após transplante de fígado: Incidência, factores de risco e gestão. Anais do Transplante, 52(5), 1458-1464.

Lee, J. M., & Lee, S. S. (2016). O papel da CPRE no tratamento da colangite aguda: Um estudo de coorte prospetivo. Gastrointestinal Endoscopy, 84(3), 462-468.

Lee, W. M., & Chedid, A. (2019). Insuficiência hepática aguda: Uma perspetiva clínica e laboratorial. Gastroenterologia, 156(2), 307-313.

Leroux, C., & Housset, C. (2021). Doenças hepáticas autoimunes: Abordagens diagnósticas e terapêuticas actuais. Liver International, 41(4), 655-669.

Levine, M. S., & Solanki, S. (2020). Drenagem percutânea no tratamento da colecistite complicada. Surgical Endoscopy, 34(12), 5401-5409.

Liang, T. J., Ghany, M. G. (2015). Terapias actuais e futuras para a infeção pelo vírus da hepatite C. New England Journal of Medicine, 373(18), 1759-1769. https://doi.org/10.1056/NEJMra1413913

Liaw, Y. F., & Chu, C. M. (2009). Infeção pelo vírus da hepatite B. The Lancet, 373(9663), 582-592.

Lindor, K. D., Gershwin, M. E., Poupon, R., Kaplan, M., Bergasa, N. V., & Heathcote, E. J. (2009). Primary biliary cirrhosis. Hepatology, 50(1), 291-308.

Liu, C. H., Cheng, S. W., & Wong, H. K. (2017). Colangite: A importância da intervenção precoce. Jornal de Gastroenterologia e Hepatologia, 32(1), 38-44.

Liu, Y., & Wang, Y. (2021). Inteligência artificial na imagem do fígado: Oportunidades e desafios. Radiologia Abdominal, 46(1), 52-62.

Llovet, J. M., & Bruix, J. (2018). Carcinoma hepatocelular: progresso e avanços na terapia. Nature Reviews Clinical Oncology, 15(2), 88-101.

Llovet, J. M., et al. (2021). Carcinoma hepatocelular: impacto global e tendências. Nature Reviews Gastroenterology & Hepatology, 18(2), 1-18.

Lloyd, G., & Brown, S. (2020). Cuidados paliativos no cancro avançado da vesícula biliar: A review. Supportive Care in Cancer, 28(9), 4427-4435.

Mack, C. L., & Wilkins, J. (2019). Icterícia em crianças: Uma abordagem ao diagnóstico e gestão. Pediatria em Revista, 40(4), 167-178.

Malinchoc, M., et al. (2000). A model to predict poor survival in patients undergoing liver transplantation. Hepatology, 31(4), 840-845.

Manns, M. P., Czaja, A. J., Gorham, J. D., Krawitt, E. L., Mieli-Vergani, G., & Vergani, D. (2010). Diagnóstico e tratamento da hepatite autoimune. Hepatology, 51(6), 2193-2213.

Mason, A. S., et al. (2020). Influências dietéticas na formação de cálculos biliares: A review. British Journal of Nutrition, 124(1), 1-12.

Mason, A., et al. (2021). Nutrição na doença hepática alcoólica: Uma revisão. Nutrientes, 13(1), 91.

Matsuda, K., et al. (2021). Terapia genética para doenças hepáticas: Desafios actuais e perspectivas futuras. Jornal de Hepatologia, 75(1), 182-194.

Mavrakis, H., et al. (2020). O papel da nutrição na gestão da doença hepática: Uma abordagem multidisciplinar. Jornal de Hepatologia, 73(5), 1151-1160.

Mazzaferro, V., et al. (1996). Transplante de fígado para o tratamento de carcinoma hepatocelular pequeno em pacientes com cirrose. New England Journal of Medicine, 334(11), 693-699.

McCarthy, M., & Macfarlane, J. K. (2019). Antibioticoterapia em infecções do trato biliar: Uma atualização. Infectious Diseases Today, 50(5), 22-27.

McCullough, A. J. (2020). Fisiopatologia da doença hepática crónica. Jornal Americano de Gastroenterologia, 115(3), 426-436.

McKinlay, J. B., et al. (2020). Tomada de decisão compartilhada na doença hepática crônica: Uma revisão sistemática da literatura. Liver International, 40(9), 2156-2164.

Mellgren, A., et al. (2017). Avaliação laboratorial na doença da vesícula biliar: Um guia para os profissionais. Annals of Surgery, 265(6), 1130-1136.

Menias, C. O., & Smith, T. (2018). Avanços na ressonância magnética para avaliação do fígado: Técnicas e aplicações clínicas. Jornal de Imagem por Ressonância Magnética, 48(3), 634-646.

Mitzner, S. R., & Goldschmidt, I. (2020). A fisiopatologia da encefalopatia hepática. Jornal de Hepatologia, 73(1), 213-224.

Miyano, K., & Kuroda, Y. (2019). Manejo endoscópico de cálculos do ducto biliar: Uma revisão dos avanços recentes. Jornal Mundial de Endoscopia Gastrointestinal, 11(7), 575-585.

Mizrahi, I., & Martin, D. (2015). Terapia antibiótica para colecistite aguda: A critical review of the evidence. Surgical Infections, 16(5), 482-489.

Müller, X., et al. (2020). Função hepática pós-transplante e resultados a longo prazo após o transplante de fígado. Transplant International, 33(6), 653-664.

Nakamura, I., & Aishima, S. (2019). Cancro da vesícula biliar: Uma revisão abrangente da literatura. Jornal Mundial de Gastroenterologia, 25(33), 5503-5521.

Nakamura, Y., et al. (2019). Ablação por radiofrequência para carcinoma hepatocelular: uma revisão. Hepatology Research, 49(7), 699-709.

Nakamura, Y., et al. (2020). Rastreio do cancro da vesícula biliar numa população envelhecida: Estratégias actuais e direcções futuras. Jornal Japonês de Oncologia Clínica, 50(3), 221-228.

Nobrega, F. S., et al. (2018). Colecistectomia laparoscópica versus aberta: Uma revisão sistemática e meta-análise. Surgical Endoscopy, 32(2), 657-669.

O'Reilly, D., et al. (2019). Equipas multidisciplinares na gestão da doença hepática crónica: Uma revisão sistemática. British Journal of General Practice, 69(683), e407-e415.

Olinga, P., et al. (2020). Terapia com células estaminais para doenças do fígado: Estado atual e direcções futuras. Hepatology, 72(1), 61-70.

Olthoff, K. M., et al. (2015). Transplante de fígado: Um modelo de atendimento. Hepatologia, 62(1), 287-291.

O'Shea, J. E., et al. (2017). Síndrome metabólica após transplante de fígado: Um estudo prospetivo. Hepatologia Internacional, 11(3), 251-258.

O'Sullivan, M., & O'Donovan, J. (2016). Síndrome pós-colecistectomia: Uma revisão da literatura. Surgical Clinics of North America, 96(3), 657-670.

Pappas, P. S., et al. (2021). Rejeição aguda após transplante de fígado: Fisiopatologia e gestão. Hepatologia, 74(4), 2020-2032.

Pérez, C., et al. (2021). O papel da imunoterapia no cancro do fígado: Perspectivas actuais e futuras. Hepatology International, 15(2), 292-302.

Portincasa, P., Moschetta, A., & Palasciano, G. (2006). Cholesterol gallstone disease. The Lancet, 368(9531), 230-239. https://doi.org/10.1016/S0140-6736(06)69044-2

Rambod, M., et al. (2019). O impacto do transplante de fígado na qualidade de vida dos receptores: Uma revisão. Transplantation Proceedings, 51(4), 1141-1152.

Ramos, M. C., et al. (2021). Telemedicina e gestão de doenças hepáticas: O impacto da pandemia COVID-19. Jornal de Hepatologia, 75(2), 271-278.

Rao, A. K., & Basak, A. (2020). Papel da TC na avaliação de lesões hepáticas: Um estudo retrospetivo. Clinical Imaging, 64, 80-85.

Rinella, M. E. (2015). Doença hepática gordurosa não alcoólica: Uma revisão sistémica. Jornal da Associação Médica Americana, 313(22), 2252-2261.

Rojek, A., et al. (2020). Doença hepática alcoólica: Uma visão geral do diagnóstico e gestão. Investigação sobre o álcool: Current Reviews, 40(1), 19-25.

Rokita, J. S., & Alavi, A. (2020). Colecistite aguda: Diagnóstico e gestão actuais. American Journal of Surgery, 220(5), 873-878.

Rosen, M. J., et al. (2020). Colecistectomia laparoscópica: Uma revisão sistemática. Jornal de Cirurgia Gastrointestinal, 24(6), 1261-1268.

Rosenblum, S., Collins, J., & Krieger, R. (2018). Patogênese da colecistite aguda e colangite. Jornal Americano de Cirurgia, 215(3), 492-496.

Rosenfeld, G., & Hwang, C. (2017). Pólipos da vesícula biliar: Perspectivas clínicas atuais. Relatórios atuais de gastroenterologia, 19 (6), 32.

Runyon, B. A. (2019). Tratamento de pacientes adultos com ascite devido a cirrose: Uma atualização. Hepatology, 70(2), 607-616.

Ryu, J. K., Lee, B. S., Kim, H. G., Heo, J. H., & Kim, Y. K. (2003). Desempenho diagnóstico da ultrassonografia e da tomografia computadorizada na colecistite aguda: Uma revisão sistemática. Journal of Clinical Gastroenterology, 36(4), 330-335.

Sagnelli, C., et al. (2021). Hepatites virais: Epidemiologia e abordagem diagnóstica. Revisão especializada da terapia anti-infecciosa, 19(5), 513-525.

Saha, S., & Puri, V. (2019). Colecistectomia laparoscópica versus aberta: Uma revisão sistemática e meta-análise. Jornal de Cirurgia Minimamente Invasiva, 22(1), 1-8.

Sánchez-Fueyo, A., et al. (2021). O papel da cirurgia no transplante de fígado: Técnicas e inovações. Surgery, 170(1), 1-8.

Saracino, G. E., & De Marco, S. (2019). Hipertensão portal: Fisiopatologia e implicações clínicas. The American Journal of Medicine, 132(3), 330-338.

Schueller, L., et al. (2020). O papel dos biomarcadores séricos na doença hepática: Perspectivas actuais e direcções futuras. Jornal Europeu de Gastroenterologia e Hepatologia, 32(8), 971-977.

Schuppan, D., & Afdhal, N. H. (2008). Liver cirrhosis. The Lancet, 371(9615), 838-851. https://doi.org/10.1016/S0140-6736(08)60383-9

Schuppan, D., & Afdhal, N. H. (2008). Liver cirrhosis. The Lancet, 371(9615), 838-851.

Schwartz, R. S., et al. (2019). Farmacogenómica da doença hepática: Implicações futuras para a medicina personalizada. Liver International, 39(9), 1671-1682.

Schweitzer, A., & Horn, J. (2015). Epidemiologia das infecções pelos vírus da hepatite B e C nos Estados Unidos: Uma revisão. Jornal da Hepatite Viral, 22(9), 743-751.

Shaffer, E. A. (2006). Gallstone disease: Epidemiology of gallbladder stone disease. Best Practice & Research Clinical Gastroenterology, 20(6), 981-996.

Sharma, S. K., et al. (2020). Abordagens de saúde pública para a prevenção e gestão de doenças hepáticas: Uma perspetiva global. Liver International, 40(6), 1281-1290.

Singh, A., & Thukral, A. (2019). Desempenho diagnóstico da TC na caraterização do tumor hepático: Uma revisão sistemática. Jornal Europeu de Radiologia, 118, 126-135.

Singh, P., et al. (2020). Opções de tratamento actuais para a doença hepática alcoólica. Jornal Americano de Gastroenterologia, 115(4), 562-570.

Soeiro, A. M., & Moreira, J. L. (2020). O papel da CPRE na gestão dos cálculos das vias biliares: Uma revisão da literatura. Gastroenterology Research and Practice, 2020, 1-7.

Stinton, L. M., & Bradding, J. E. (2016). Epidemiologia dos cálculos biliares. Surgery, 34(6), 290-295.

Sullivan, H. M., et al. (2020). Rejeição crônica no transplante de fígado: Uma revisão. Transplantation Reviews, 34(2), 100542.

Sullivan, L., et al. (2018). Alocação de órgãos e ética no transplante. Journal of Transplantation, 2018, 7893014.

Sullivan, M. K., & Bhandari, M. (2020). Imagem de TC de obstrução biliar: Técnicas e aplicações. Jornal Americano de Roentgenologia, 214(5), 1038-1046.

Sussman, N. L., et al. (2020). Hepatite viral aguda: Uma atualização clínica. American Family Physician, 102(4), 235-240.

Tacke, F., et al. (2021). Manejo nutricional das doenças hepáticas: Da fisiopatologia à prática clínica. Liver International, 41(5), 950-964.

Tanaka, S., & Murakami, T. (2017). MRCP no diagnóstico de doenças biliares: Uma perspetiva japonesa. Gastroenterologia Clínica, 19(2), 174-181.

Tateishi, R., & Yoshida, H. (2020). Colangiopancreatografia por RM: Aplicações actuais e perspectivas futuras. Jornal de Gastroenterologia, 55(6), 505-516.

Terrault, N. A., et al. (2018). Diretrizes da AASLD para o tratamento da hepatite B. Hepatologia, 67 (4), 1560-1599.

Thomas, D. L. (2013). Controlo global da hepatite C: Onde o desafio encontra a oportunidade. Nature Medicine, 19(7), 850-858.

Tripathi, D., et al. (2015). Betabloqueadores não seletivos para prevenção de sangramento de varizes. Base de dados Cochrane de revisões sistemáticas, (2), CD002202.

Tsochatzis, E. A., et al. (2018). Custo-efetividade do rastreamento do carcinoma hepatocelular em pacientes com cirrose. Liver International, 38(7), 1306-1317.

Tsochatzis, E. A., et al. (2018). Avaliação não invasiva da fibrose hepática: Uma revisão das metodologias actuais. Revista Mundial de Hepatologia, 10(6), 479-492.

Tzeng, C. W., Chen, P. H., & Cho, W. C. (2019). Caraterísticas de imagem da colecistite aguda: Uma revisão. Clinical Imaging, 53, 14-21.

Vogel, A., et al. (2019). Medicina de precisão na doença hepática: Desafios actuais e perspectivas futuras. Liver International, 39(6), 998-1010.

Wagner, C., et al. (2018). O impacto das rondas interdisciplinares nos cuidados centrados no paciente: Uma revisão sistemática. Revista de Medicina Hospitalar, 13(2), 110-117.

Wang, H., Zhang, C., & Liu, J. (2019). Formação de abscesso devido a colecistite aguda: Um estudo retrospetivo. Journal of Hepatobiliary Pancreatic Sciences, 26(6), 227-232.

Wang, M. J., et al. (2021). O impacto da telemedicina na gestão de doenças hepáticas durante a pandemia COVID-19. Transplante de fígado, 27(5), 686-692.

Wang, Y., Zhao, Y., & Chen, Z. (2017). Pancreatite secundária a cálculos biliares: Uma análise retrospetiva. Jornal de Gastroenterologia Clínica, 51(3), 225-230.

Yamamoto, T., & Tazawa, T. (2019). Avanços no diagnóstico do cancro da vesícula biliar no Japão. Journal of Hepato-Biliary-Pancreatic Sciences, 26(4), 354-360.

Yao, F. Y., et al. (2021). O papel da imagem no transplante de fígado: Uma visão geral abrangente. Transplantation Proceedings, 53(7), 2107-2115.

Yau, T., et al. (2020). Tratamento sistémico para o carcinoma hepatocelular: O papel da imunoterapia. Cancros, 12(8), 2236.

Younossi, Z. M., & Koenig, A. B. (2018). Epidemiologia global das doenças hepáticas crónicas. Jornal de Hepatologia, 68(1), 1-18.

Younossi, Z. M., et al. (2018). O peso global da doença hepática: Uma revisão sistemática. Jornal de Hepatologia, 70(4), 1198-1210.

Younossi, Z. M., et al. (2019). Epidemiologia global da doença hepática gordurosa não alcoólica e suas implicações clínicas. Nature Reviews Gastroenterology & Hepatology, 16(7), 457-471.

Zarogoulidis, P., et al. (2021). Cancro da vesícula biliar: Diagnóstico e gestão. Jornal de Investigação do Cancro e Oncologia Clínica, 147(7), 1775-1790.

Zhang, Y., Xu, R., & Wang, S. (2018). Cancro da vesícula biliar: Uma revisão da epidemiologia e dos factores de risco. Jornal Mundial de Gastroenterologia, 24(8), 834-841.

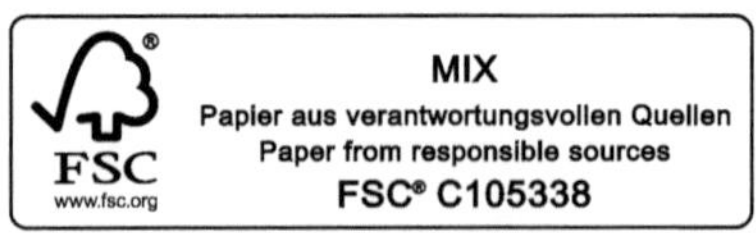

Printed by Books on Demand GmbH, Norderstedt / Germany